·中医养生重点专科名医科普丛书·

总主编·肖 臻 郑培永

龙华中医谈肝病

主 编 张 玮 王俐琼

副主编 王 磊 李 莹

编 委 （以姓氏笔画为序）

王 妍 刘一博 许笑宇

沈天白 张 波 陈云飞

中国中医药出版社

·北 京·

图书在版编目（CIP）数据

龙华中医谈肝病 / 张玮，王俐琼主编 .—北京：中国中医药出版社，2018.10

（中医养生重点专科名医科普丛书）

ISBN 978－7－5132－5100－6

Ⅰ.①龙…　Ⅱ.①张…　②王…　Ⅲ.①肝病（中医）—中医临床—经验—中国—现代　Ⅳ.① R256.5

中国版本图书馆 CIP 数据核字 (2018) 第 153332 号

中国中医药出版社出版

北京市朝阳区北三环东路 28 号易亨大厦 16 层

邮政编码　100013

传真　010-64405750

廊坊市三友印务装订有限公司印刷

各地新华书店经销

开本 710×1000　1/16　印张 6.5　字数 91 千字

2018 年 10 月第 1 版　2018 年 10 月第 1 次印刷

书号　ISBN 978－7－5132－5100－6

定价　30.00 元

网址　www.cptcm.com

社长热线　010-64405720

购书热线　010-89535836

维权打假　010-64405753

微信服务号　zgzyycbs

微商城网址　https://kdt.im/LIdUGr

官方微博　http://e.weibo.com/cptcm

天猫旗舰店网址　https://zgzyycbs.tmall.com

如有印装质量问题请与本社出版部联系（010-64405510）

前言

中华优秀传统文化是中华民族的突出优势，而中医药学是“中华民族的瑰宝”，是“打开中华文明宝库的钥匙”，“凝聚着深邃的哲学智慧和中华民族几千年的健康理念及其实践经验”，博大精深，简便廉验，已成为中华文化软实力的代表。为了推进中医药文化的普及，增进中国人民乃至世界人民的健康，我们特别编撰了《中医养生重点专科名医科普丛书》。

本丛书一共分为 8 本。其中，《龙华中医谈养生》最为重要，具有提纲挈领的作用。此书对中医养生的精髓做了详尽的介绍，具体从中医养生的概念和特点、中医养生学发展简史、中医养生学的基本理论、中医养生的基本原则、五脏养生、情志养生、体质养生、环境与养生、起居作息与养生、睡眠养生、饮食养生、气功养生、针灸经络养生、药物养生、因人养生等方面，论述了中医养生的脉络发展、基本原理与基本方法，既有理论的探索，更注重对大众健康养生方法的指导。

另外 7 本分别是《龙华中医谈心病》《龙华中医谈肝病》《龙华中医谈肺病》《龙华中医谈肾病》《龙华中医谈脑病》

《龙华中医谈肿瘤》《龙华中医谈风湿病》。这7本书均采取问答体例，重在说明具体各科疾病诊疗过程中应注意的问题，如各科疾病的特征、发病机理、辅助检查资料的解读、西医基础治疗、临床治疗中常见的问题及处理、日常中医养生的方法与注意事项等，偏重实用，重在解决具体问题。

全套丛书既有宏观论述，又有微观内容，理论联系实际，选材精练，专业严谨，对大众养生健康具有较高的参考价值。对于书中的不足之处，欢迎大家提出宝贵的意见和建议，以便再版时进一步完善。最后，希望本套丛书的出版，能使大家强身健体，延年益寿。

肖　臻　郑培永

2018年8月

内容提要

肝脏是人体最大的消化器官，肝脏的功能正常与否，直接影响着人们的健康和生活质量，中医药在防治肝胆疾病方面有着独特的优势。

本书由上海龙华医院肝病科临床医生编撰，充分考虑了广大肝胆病患者和人民群众对于多种肝胆病防治知识的迫切需求，内容涵盖了肝胆的位置、结构、生理功能，肝胆病的分类与特点，肝胆病的常见症状，常见肝胆病的检查、诊治及预防要点，对肝有损害的药物和食物，食疗，外治，起居调护，运动调护，心理调护等方面。这些内容基本来源于临床一线搜集筛选的精华信息，对临床医生、广大肝胆病患者以及普通大众都有较大的参考价值。

目录

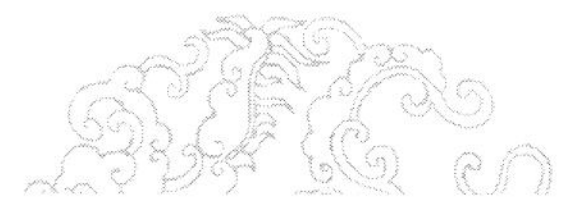

第一章 肝胆的位置、结构、生理功能

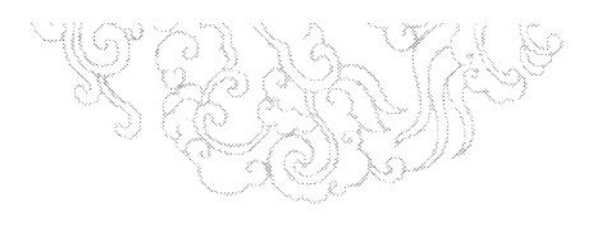

1 肝脏的位置、大小、形状是怎样的

肝脏是人体最大的器官，位于右上腹，隐藏在右侧膈下和肋骨深面，绝大部分肝被肋弓所覆盖。肝的位置常随呼吸改变，通常平静呼吸时升降可达 2 ～ 3cm，站立及吸气时稍下降，仰卧和呼气时则稍升。医生在给成人患者触诊肝脏时，常要患者做呼吸配合，一般情况下，右侧肋缘下无法触及肝脏下缘，如在肋弓下触及肝脏，则多为病理性肝肿大。肝脏是人体最大的消化腺，成人的肝重量相当于体重的 2%，平均约重 1.5kg。

2 肝脏的结构是怎样的

正常肝近似葫芦形，呈红褐色，质地柔软。肝的上面称膈面，朝向前上方。膈面借镰状韧带将肝脏分为肝左、右两叶，右叶大而厚，位于右侧腹部，紧邻胸壁，左叶小而薄，位于剑突下。肝的下面凹凸不平，称为脏面，朝向后下方，与腹腔器官相邻。脏面的中部有 H 形的两条纵沟和一条横沟。左侧纵沟的前部有肝圆韧带，为胚胎时期的脐静脉闭锁的遗迹；右侧纵沟的前部容纳胆囊，后部紧接下腔静脉。横沟即肝门，肝固有动脉、门静脉、肝管、淋巴管及神经等由此进入肝脏。

3 什么是肝小叶

肝小叶是肝脏的基本单位，呈多面棱形，长约2mm，宽约1mm。人的肝小叶间结缔组织较少，故小叶分界不明显，每个肝小叶中央有一条中央静脉，肝板、肝血窦、窦周间隙及胆小管以中央静脉为中轴，共同组成肝小叶的复杂立体构型。

4 肝脏的生理功能有哪些

肝脏是人体最大的消化腺，被称为人体的“化工厂”。肝内进行的生物化学反应达500种以上，其主要生理功能包括：①代谢功能。糖类代谢、氨基酸代谢、脂类代谢、激素代谢等。②胆汁生成和排泄。胆红素的摄取、结合和排泄，胆汁酸的生成和排泄都由肝脏承担。肝细胞制造、分泌的胆汁，经胆管输送到胆囊，胆囊浓缩后排放入小肠，帮助脂肪的消化和吸收。如果没有胆汁，食入的脂肪约有40%从粪便中丢失，而且还伴有脂溶性维生素的吸收不良。③解毒作用。人体代谢过程中的有毒、有害的废物及外来的毒物、毒素、药物的代谢和分解产物，均在肝脏解毒。④免疫功能。肝脏是人体重要的免疫器官，它能通过吞噬与隔离来消除入侵和内生的各种抗原。⑤凝血功能。肝脏合成各种凝血因子，肝脏在人体凝血和抗凝的动态平衡中起到重要的作用。

5 胆囊的位置与功能是什么

胆囊位于人体右侧肝脏后方（肝的胆囊窝）内，与肝脏紧密相邻，形态类似梨形的囊袋构造。胆囊自身不能合成和分泌胆汁，只能浓缩和储存胆汁，另外还有分泌黏液和排空胆汁的作用。胆汁由肝脏产生，经肝管排出，未进食时贮存在胆囊内，胆囊腔的容积40～70mL。

6 胆汁的产生和作用

胆汁主要由肝细胞生成，成人每日分泌量800～1000mL。胆汁是一种消化液，主要成分为胆固醇、磷脂、胆盐，有乳化脂肪的作用，但不含有消化酶。胆盐或胆汁酸可作为乳化剂，使脂肪乳化成微滴，分散于水溶液中；胆汁酸还可与脂肪酸结合，形成水溶性复合物，促进脂肪酸的吸收。总之，胆汁对于脂肪的消化和吸收具有重要意义。

7 肝脏是如何解毒的

肝脏对来自体内和体外的许多非营养性物质如各种药物、毒物以及体内某些代谢产物，具有生物转化作用，通过新陈代谢将它们彻底分解或以原形排出体外。这种作用也被称作“解毒功能”。

某些毒物经过生物转化，可以转变为无毒或毒性较小，易于排泄的物质；但也有一些物质恰巧相反，会出现毒性增强（如假神经递质形成）或溶解度降低（如某些磺胺类药）的现象。肝脏的生物转化方式很多，一般水溶性物质常以原形从尿和胆汁排出；脂溶性物质则易在体内积聚，并影响细胞代谢，必须通过肝脏一系列酶系统作用将其灭活，或转化为水溶性物质，再予排出。

8 中医认为肝的功能是什么

中医理论认为，肝的主要生理功能是主藏血和主疏泄。

主藏血的含义包括：①调节血量。肝有贮藏血液和调节血量的功能，当人体处于休息或情绪稳定时，部分血液回肝而藏之，当人体处于活动状态时，肝就排出其所储藏的血液，运送至全身，以供养各组织器官的功能活动，故有“肝藏血，心行之，人动则血运于诸经，人静则血归于肝脏”之说。若肝藏血功能失调，则会引起血虚或出血的症状，若肝血不足，不能濡养于目，则两目干涩昏花，或为夜盲；若不能藏血，则可出现呕血、衄血、月经过多、崩漏等出血性疾病。②养阴制阳。肝脏要发挥正常生理功能，其自身需要有充足的血液滋养，保持肝体柔和。另一方面，血属阴，可制约肝的阳气，使之勿升动太过。只有肝之藏血充沛，阴血不亏，方可使肝的升动之性既冲和条达，又不至于亢逆为害，从而维持正常的疏泄功能。否则，肝的阴血不足，不能制约肝的阳气升动，则易导致肝用太过出现由肝阳上亢、肝火上炎引起的眩晕眼花、两目干涩、视物不清等症状。

肝主疏泄，是指肝具有疏通、调畅全身气机的生理作用，主要体现为：①疏调气血。肝的疏泄功能正常，则气机调畅，升降适宜。而“肝属木，木气冲和调达，不致遏郁，则血脉得畅”。气为血之帅，气行则血行，所以气血和调，经络通利，脏腑器官功能正常。如果肝的疏泄功能异常，则可出现胸胁、两乳或少腹等某些局部的胀痛不适，以及经行不畅、痛经、闭经等。②调畅情志。肝属木，喜条达舒畅，恶抑郁，忌精神刺激，《素问·举痛论》所说的“百病生于气也”就是对情志所伤影响气机的调畅而言的。肝主疏泄，调畅气机，促进血液运行，进而发挥调节情志的作用。故肝疏泄正常则气机调畅，气血和调，人的精神愉快心情舒畅；若肝失疏泄则肝不舒，气机不畅，精神抑郁，出现郁闷不乐，抑郁难解，或开泄太过，阳气升腾而上，则出现心烦易怒等。反之，过度的精神刺激，又常常是导致肝失疏泄的重要原因。所以有“怒伤肝”及“肝喜条达而恶抑郁”的论述。③疏泄胆汁。胆汁的形成是“借肝之余气，溢入于胆，积聚而成”，所以肝主疏泄促消化的作用也表现于胆汁的分泌和排泄上。若肝失疏泄，胆道不利，则影响胆汁的正常分泌与排泄，出现胁痛、食少、口苦、呕吐黄水或黄疸等症。

9 中医“肝”与西医“肝”的区别是什么

中医学关于肝的含义十分广泛，认为肝主疏泄，主藏血。肝在五行中属木，主动主升。肝为魂之处、血之藏、筋之宗。肝开窍于目，主筋，其华在爪，在志为怒，在液为泪等。因此，中医讲的“肝”既涵盖了实质器官的消化方面的功能，又包括了精神情志、循环系统和运动系统的功能，是心、大脑、神经、脾胃等脏器的整体观念。西医讲的肝，只指实质性的肝脏器官，并不包括其他系统器官的功能。所以中医讲的“肝”和西医讲的“肝”有着本质的区别，西医的“肝”是人体内最大的功能复杂的腺体，主要分泌胆汁帮助消化，并且可贮存糖原，合成血浆白蛋白、纤维蛋白原、血浆球蛋白，还具有吞噬血中异物及细菌的功能，并可分解进入血中的有毒物质，所以肝脏是一个消化和解毒的重要器官。而中医讲的“肝”，是消化、神经和循环等系统的综合功能，不能和具体的解剖学上的肝脏混为一谈。

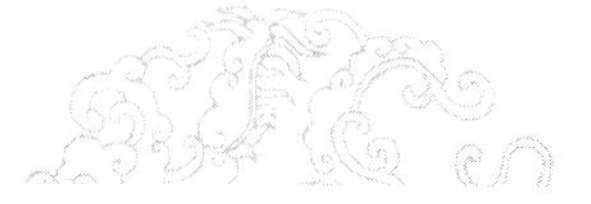

第二章 肝病的分类与特点

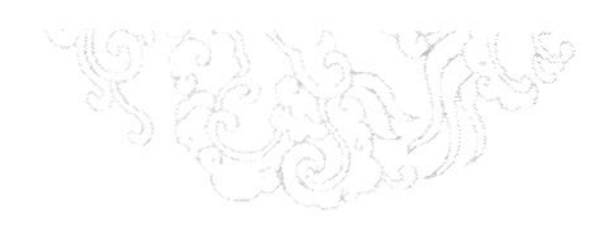

1 人们常说的“肝病”分为哪几种类型

依据传染性的不同，肝病可以分为两大类，即传染性肝病和非传染性肝病。

其中，传染性肝病是指各种病毒性肝炎，包括甲型肝炎、乙型肝炎、丙型肝炎、丁型肝炎、戊型肝炎、庚型肝炎。甲肝、戊肝为急性自限性病毒性肝炎，感染后获得终身免疫力，一般不会发展为慢性感染。乙肝、丙肝、丁肝、庚肝有多种感染形式，易慢性迁延不愈，可发展为肝硬化和肝癌。此外，一些非嗜肝病毒，如巨细胞病毒、EB 病毒、柯萨奇病毒、流感病毒、腮腺炎病毒、黄热病毒、出血热病毒等也可导致肝脏损伤。

非传染性肝病主要包括脂肪性肝病、酒精性肝病、药物性肝损害、自身免疫性肝炎、原发性胆汁性胆管炎、原发性硬化性胆管炎、肝豆状核变性等。

2 肝炎都会传染吗

人们往往谈肝色变，认为肝炎都是有传染性的，其实，这种认识是非常片面的。肝炎是肝脏炎症的统称，通常指由多种致病因素使肝脏细胞受到破坏，肝脏的功能受到损害，引起身体一系列不适症状，以及肝功能指标的异常。然而导致肝细胞损害的因素有很多，包括各种嗜肝病毒（如甲、乙、丙、丁、戊型肝炎)、药物、毒物、酒精、自身免疫性疾病、遗传代谢性肝病、肝脓肿、阿米巴原虫等。其中，嗜肝病毒导致的肝损害具有传染性。甲肝和戊肝为粪口传播，乙肝和丙肝、丁肝为血液传播的肝病，其他各种肝损害均无传染性。认清肝炎，树立正确的疾病观，有利于科学预防和治疗。

3 乙肝“三部曲”是什么

从乙肝，到肝硬化，再到肝癌，即所谓的乙肝“三部曲”，那么乙肝患者一定就会转成肝癌吗？我国绝大多数原发性肝癌患者既往都有慢性乙肝的基础疾病。然而，并非所有的乙肝患者都要经历这样的病程变化。如果对慢性乙肝进行有效的抗病毒治疗，结合健康的生活方式，可有效阻断疾病的进展和肝纤维化的持续加重，提高生活质量，避免肝癌的发生。因此，不必因乙肝而过分担忧，应积极面对，正规治疗，定期随访，即可有效控制病情，阻断肝癌。

4 什么是脂肪肝

脂肪肝，是指由于各种原因引起的肝细胞内脂肪堆积过多的病变。脂肪性肝病正严重威胁国人的健康，成为仅次于病毒性肝炎的第二大肝病。脂肪肝是一种常见的临床现象，而非一种独立的疾病。

脂肪肝的临床表现多样，轻度脂肪肝多无临床症状，仅有疲乏感，而多数脂肪肝患者较胖。脂肪肝患者多于体检时偶然发现。中、重度脂肪肝有类似慢性肝炎的表现，可有食欲不振、疲倦乏力、恶心、呕吐、肝区或右上腹隐痛等。肝脏轻度肿大可有触痛、质地稍韧、边缘钝、表面光滑，少数患者可有脾肿大和肝掌。当肝内脂肪沉积过多时，可使肝被膜膨胀，肝韧带牵拉，而引起右上腹剧烈疼痛或压痛，检查见发热、白细胞计数增多，易误诊为急腹症而做剖腹手术。此外，脂肪肝患者也常有舌炎、口角炎、皮肤瘀斑、四肢麻木、四肢感觉异常等末梢神经炎的改变。少数患者也可有消化道出血、牙龈出血、鼻衄等。重度脂肪肝患者可有腹腔积液、下肢水肿和电解质紊乱如低钠、低钾血症等，脂肪肝表现多样，遇有诊断困难时，可做肝活检确诊。

5 什么是代谢综合征

代谢综合征是指人体的蛋白质、脂肪、糖类等物质发生代谢紊乱的病理状态，是一组复杂的代谢紊乱症候群，是导致糖尿病、心脑血管疾病的危险因素。代谢综合征具有以下特点：①多种代谢紊乱集于一身，包括肥胖、高血糖、高血压、血脂异常、高血黏、高尿酸、高脂肪肝发生率和高胰岛素血症，这些代谢紊乱是心脑血管疾病以及糖尿病的病理基础。②有共同的病理基础，目前多认为它们的共同原因就是肥胖，尤其是中心性肥胖所造成的胰岛素抵抗和高胰岛素血症。③可造成多种疾病增加，如高血压、冠心病、脑卒中，甚至某些癌症，包括与性激素有关的乳腺癌、子宫内膜癌、前列腺癌，以及消化系统的胰腺癌、肝胆癌、结肠癌等。④有共同的预防及治疗措施，防治一种代谢紊乱，也就有利于其他代谢紊乱的防治。

参照中华医学会糖尿病学分会（CDS）建议 MS 诊断标准：①超重和（或）肥胖，BMI ≥ 25.0（kg/m^2）。②高血糖，空腹血糖（FPG）≥ 6.1mmol/L（110mg/dL）及（或）2hPG ≥ 7.8mmol/L（140mg/dL），及（或）已确诊为糖尿病并治疗者。③高血压，SBP/DBP ≥ 140/90mmHg，及（或）已确认为高血压并治疗者。④血脂紊乱，空腹血 TG ≥ 1.7mmol/L（150mg/dL），及（或）空腹血 HDLC ＜ 0.9mmol/L（35mg/dL）（男）或＜ 1.0mmol/L（39mg/dL）（女）。具备以上 4 项组成成分中的 3 项或全部者可确诊为代谢综合征。

6 脂肪肝会发展为肝硬化吗

随着物质生活水平的提高，脂肪肝的患者越来越多，很多人认为脂肪肝是小病，不需要治疗，其实，这种观点是不科学的。大量的脂肪堆积在肝细胞内，影响了肝细胞正常的代谢和氧化功能，久而久之，肝脏细胞也会发生凋亡，肝功能反复异常，星状细胞活化，肝纤维化增生，进而导致肝硬化。相反，及早干预和治疗脂肪肝，可以有效为肝细胞减负，恢复正常的代谢功能，做到完全治愈。因此，脂肪肝不可怕，怕的是不理睬它，任其发展才可能发展为肝硬化。

7 什么是酒精性肝病

酒精性肝病是由于长期大量饮酒导致的肝脏疾病。初期通常表现为脂肪肝，进而可发展成酒精性肝炎、肝纤维化和肝硬化。其主要临床特征是恶心、呕吐、黄疸，可见肝脏肿大和压痛，并可并发肝功能衰竭和上消化道出血等。严重酗酒时可诱发广泛肝细胞坏死，甚至肝功能衰竭。

8 什么是药物性肝病

药物是一把双刃剑，临床中各种疾病的诊疗均离不开药物，然而，药物也会对机体造成损伤，各种药物不良反应中，肝损伤是最常见的。药物引起肝损伤频率较高，药物性肝损伤的发病率仅次于病毒性肝炎以及脂肪性肝病。研究发现，成人中氨基转移酶升高有 10% ～ 50% 是由药物引起，占所有黄疸住院病例的 2% ～ 5%，药物性肝衰占所有急性肝衰患者的 10% ～ 52%。目前引起损伤的药物可达千余种，世界卫生组织统计，药物性肝损伤已上升为全球死亡原因的第 5 位。

药物性肝病是指某些药物对肝的直接或间接损伤引起的疾病。随着医药工业的迅速发展，国内外新药不断问世，药物性肝病的发病率相应增加。药物及其代谢产物引起的肝脏损害可以发生在以往没有肝病史的健康人群或原来就有严重疾病的患者身上，在使用某种药物后可发生程度不同的肝脏损害。药物性肝病的临床表现与其他各种肝病的表现类似，可以表现为肝细胞坏死、胆汁淤积、细胞内微脂滴沉积或慢性肝炎、肝硬化等。

9 什么是自身免疫性肝病？分为哪几种类型

自身免疫性肝病是以肝脏为相对特异性免疫病理损伤器官的一类疾病。临床上有如黄疸、发热、皮疹、关节炎等各种症状，并可见高 γ－球蛋白血症，血沉加快，血中自身抗体阳性等。

自身免疫性肝病包括：自身免疫性肝炎（AIH）、原发性胆汁性胆管炎/肝硬化（PBC）、原发性硬化性胆管炎（PSC）。

10 肝囊肿是肿瘤吗

B 超检查中，有些患者会查出肝囊肿，或大或小，数量不一，疑问也随之而来，囊肿是肿瘤吗？良性的还是恶性的？要手术切除吗？其实，这样的担心大可不必。通常认为，大多数的肝囊肿是先天形成的，不属于肿瘤范畴，更不存在恶性一说，一般情况下体积也不会改变。但如果肝脏内囊肿的数量非常多，或是合并脾脏或肾脏内也有多发的囊肿，就需要警惕先天性多囊肝、多囊肾、多囊脾的情况，这类囊肿会随着年龄的增大而增大，但进展非常缓慢，可能后期才会出现肝功能、肾功能的异常。

11 体检发现肝脏明显肿大，说明什么

正常情况下，肝脏下缘位于右侧肋弓的保护之内，腹部触诊难以触及。如若肋弓下缘可以轻易摸到肝脏下缘，则提示肝脏肿大。肝脏的急性炎症，如甲肝、戊肝、急性乙肝、肝脏肿瘤、酒精性肝病、酒精性肝硬化等常会出现肝脏肿大。通过治疗，病情好转后，肝脏体积可缩小，恢复正常大小。

12 体检发现肝脏明显缩小，说明什么

肝脏体积减小常发生在慢性肝病后期，由于纤维结缔组织的大量增生，肝脏内部结构发生显著性改变，假小叶形成，肝脏体积缩小，硬度明显增加。同时，左右肝的比例失调，这些都是肝脏硬化的表现，多见于慢性病毒性肝炎后期，以及自身免疫性肝炎后肝硬化。

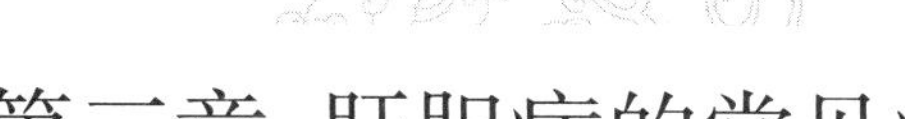

第三章 肝胆病的常见症状

1 有肝区不适就一定是有肝病吗

很多慢性肝炎患者都会出现肝区不适的症状，但除此之外，很多疾病也都会出现肝区不适，如右季肋部的肌肉局部损伤、肋骨骨折、胸壁挫伤、骨髓炎、带状疱疹、肋间神经炎、流行性胸痛、胸壁结核等的胸壁病变；右侧结核性胸膜炎、气胸、脓胸、血胸、肺炎、支气管肺癌、肺栓塞等的胸膜及肺组织病变，以及膈下脓肿等。因此，不能单纯根据一个症状就来诊断肝病，还要结合其他症状及相关的理化检查，综合判断。

2 眼睛和皮肤发黄就是肝炎吗

由于体内胆红素代谢障碍，大量的结合胆红素或非结合胆红素进入血液，因此出现皮肤、巩膜、小便发黄，俗称黄疸。整个胆红素的代谢过程涉及血液系统和肝胆系统，前者为源，后者为流，这两个环节发生病变，都会出现黄疸。因此，黄疸并不是肝病患者的专属症状，黄疸也不会传染。日常生活中，还有一些生理性发黄，诸如大量进食南瓜、胡萝卜等富含胡萝卜素的食物后，也会出现皮肤发黄，无须治疗，数日后恢复正常。

3 为什么肝病的患者常有眼睛干涩和视物模糊

肝开窍于目，因此，肝脏与眼睛的关系最为直接。如肝病日久，肝血不足，不能濡养眼睛，则会出现视物模糊、夜盲；如果肝阳上亢，则会头痛、目眩；如果肝火上炎，则会出现目赤肿痛；如果肝风内动，则见两目上视，四肢抽搐等症。

4 为什么说“肝胆相照”

胆囊位于右侧胁肋部肝右叶下面的胆囊窝里，紧靠肝脏下缘，二者密切相关，共同完成胆汁的合成、排泄，发生病变时也是相互影响。所以历来有“肝胆相照”一说。中医认为，肝的疏泄功能正常与否，直接影响胆汁的分泌、排泄，若其疏泄功能正常，则胆汁循常道而行。反之，则胆汁既可上逆，亦可外溢而造成病变，如口苦、黄疸等。

5 为什么说肝主筋

中医学认为，筋是联络关节、肌肉，专司运动的组织。由于筋膜有赖于肝血的滋养，故有“肝主筋”之说。肝血充盈，筋膜收缩有利；肝血不足，血不养筋，即可出现手足震颤、肢体麻木、屈伸不利等症状；若热邪耗伤津液，血不养筋，则会出现四肢抽搐、牙关紧闭、角弓反张等症状，也称为“肝风内动”。“爪为筋之余”（指）趾甲的枯荣可以直观地反映肝血的充盈程度。肝血充足，则筋强力壮，（指）趾甲坚韧；肝血亏虚，筋弱无力，（指）趾甲软而薄脆，晦暗色枯。

6 肝火旺就是有肝病吗

肝五行属木。木的特性是：喜疏泄调达，因此，中医学认为肝主疏泄。临床上肝失疏泄可表现为肝郁气滞，郁结日久化火，则为肝火，表现为易怒、性情暴躁。肝火旺属于中医肝病的范畴，在现代医学中属于心理障碍范畴。很多慢性肝病患者，病程迁延日久，思想负担较重，久之郁结化火，也可出现肝火旺的表现，表现为情志异常，多愁善感、性急易怒等。然而，肝火旺并非肝病患者专属，其他慢性疾病中亦可出现。

7 小便发黄是肝病吗

正常人尿液中因含有尿胆原而呈现淡黄色。若尿色加深，可能的原因为：①肝脏细胞受损，肝功能出现障碍，造成红细胞在肝脏受到破坏，造成尿胆原偏高。②患溶血性黄疸造成红细胞被破坏，从而出现尿胆原偏高。③尿胆原偏高还可能是因为心功能不全、便秘、高热等因素引起。④门脉性肝硬化、充血性心力衰竭及败血症等，由于肝功能障碍，对于从肠内吸收的正常量的尿胆原无法将其利用和重新经胆道排出体外，所以尿中尿胆原也会增加。⑤饮水量少，尿液浓缩。

8 恶心呕吐都是胃病引起的吗

恶心呕吐是常见的胃肠道反应，然而并非单见于胃肠病。肝病患者也常常出现恶心呕吐和厌食油腻，多见于肝损害，肝功能异常时，会影响到胃肠消化功能，出现消化道不适症状。因此，肝病患者如果出现恶心呕吐的症状，不要忘记关注下肝脏系统的病情变化。

9 食欲不振都是消化不良吗

食欲不振是临床常见的症状，是指进食的欲望降低。完全的不思进食则称厌食。这一症状并非脾胃病专属，可见于急性及慢性胃炎、胃癌、肺结核、尿毒症、心力衰竭、肝炎、肝硬化、慢性肾上腺功能减退、神经性厌食、化疗药物的副作用等。

这里需要提醒的是，肝病也会出现食欲不振。肝病常常被称为“最大的隐形杀手”，是因为肝病患者没有特别显著的症状。患病者可能会出现腹胀、胸口闷、食欲降低、伤风感冒、发烧、作呕等的症状，但很多人都不会把这些现象当作一回事，而自己到药房里买药吃，导致病情恶化，最后甚至出现死亡案例。所以，如果出现食欲不良等症状，别忘记同时查个肝功能，不可不慎。

10 蜘蛛痣是怎么回事

蜘蛛痣是肝硬化患者常见的一种临床体征，是皮肤黏膜上的小动脉扩张的结果。好发于躯干以上部位，尤以颈部、前胸部、上肢为多见，大小不一，以中央的痣体为中心，周围毛细血管呈放射状，形似蜘蛛的足，按压痣体后，毛细血管消失不见，放开后，毛细血管再次充盈。肝病时由于雌激素在肝脏代谢发生障碍，致使体内雌激素水平升高而引起蜘蛛痣。

11 肝掌是什么

肝掌是指手掌大鱼际、小鱼际以及手指掌面、手指基部，颜色呈粉红色或胭脂样斑点，仔细观察可见许多扩张成片的小动脉。肝掌的生成与蜘蛛痣类似，与肝功能减退而致体内雌激素过多、肝脏灭活作用降低密切相关。一般情况下，肝掌会随着肝功能的好转而减轻。

12 肝臭是什么

患者呼气时，或观察患者尿液时，若嗅到一种烂苹果和臭鸡蛋的混合气味或为鱼腥样带有芳香甜味的臭气，即为肝臭。肝臭是严重肝病患者，特别是肝性脑病的患者，在肝功能衰竭时所特有的一种临床特征。其成因是过多的蛋氨酸经消化和细菌作用后，除释放氨以外，还可生成二甲基硫化物与甲基硫醇，后二者在体内潴留，并通过呼吸或排尿散发出的一种特殊气味。

13 慢性肝病患者的脸色如何

肝病面容表现为面部皮肤色泽晦暗，脸色青黑没有光泽，弹性差，皮肤干燥、粗糙，多见于慢性肝炎和肝硬化患者。出现肝病面容的主要原因是患者内分泌紊乱，色素代谢障碍，导致色素在皮肤沉积，肝硬化患者常常合并肾上腺皮质功能减退，也会加重皮肤色素的沉积。中医认为，肝在五行中属木，对应的五色为青色，面色发青提示肝发生病变，与西医的肝病面容不谋而合。临床中，如果发现脸色发黑，最好到医院检查一次肝功能和 B 超，以查明是否发生肝病。

14 为什么肝硬化患者会吐血

肝硬化后期，由于肝脏内部肝小叶形成，纤维大量增生，门脉压力不断增高，最终导致食管胃底静脉曲张，这一并发症相当凶险。肝硬化患者中 40% ～ 60% 存在食管胃底静脉曲张，曲张静脉一旦破裂出血，病死率非常高。当患者进食过冷、过热食物，饮用具有刺激性的浓茶、咖啡、油腻煎炸的食物、质韧坚硬食物、易胀气的食物，或暴饮暴食，都可导致食管胃底曲张静脉破裂出血，出血量大者表现为吐血，轻者表现为黑便。

15 为什么肝硬化患者会出现蛙腹

肝硬化患者由于门静脉压力异常升高，同时肝脏合成白蛋白能力下降，腹腔内积存了大量积液，仰卧位时液体因重力作用下沉于腹腔两侧，致腹部外形宽而扁，形似蛙腹。此外，心力衰竭、缩窄性心包炎、腹膜癌转移、肾病综合征、结核性腹膜炎等也可出现腹部胀大的症状。

16 为什么肝衰竭的患者会有皮肤瘀斑瘀点

肝脏在凝血因子的合成和代谢中起重要的作用，目前认为肝脏是合成凝血因子的主要场所。因此，严重肝病可能引起获得性凝血因子异常。肝硬化后期，由于脾功能亢进，血小板减少，也加剧了凝血功能的下降。因此，肝衰竭的患者常常出现皮肤、黏膜出血，可出现症状如鼻衄、牙龈出血、瘀点、月经过多，严重者可有呕血和黑便。

17 急性肝炎会有哪些临床表现

急性肝炎是一类疾病的统称，虽然病因不同，但其临床特点、治疗方法以及预后结局有很多共同的特征：①肝功能呈现明显的急性损伤，ALT 升高 10 倍以上即 > 400U/L，通常可达到 1000 ～ 2000U/L，可伴有黄疸出现。②肝组织均有不同程度的坏死，无纤维结缔组织增生。③病情发展多可顺利恢复。④急性期均需要休息并积极保肝治疗。

急性肝炎感染后早期症状：患者近期出现低热、全身疲乏无力、食欲减退，伴有恶心、呕吐、厌油腻、肝区不适及尿黄等症状，休息后不见好转。

急性肝炎的大致分类如下。

（1）急性黄疸型肝炎

①黄疸前期：多缓慢起病，发热轻或多无发热常出现关节痛、皮疹。常见症状有乏力、食欲减退、厌油腻、恶心、呕吐、有时腹痛、腹泻。本期平均持续 5 ～ 7 天。

②黄疸期：发热消退，自觉症状稍减轻，巩膜及皮肤出现黄疸，数日至 3 周内达到高峰。尿色深黄可出现一过性粪便颜色变浅。肝区痛、肝大、质较软，有压痛和叩痛。本期持续 2 ～ 6 天。

③恢复期：患者黄疸逐渐减轻、消退，大便颜色恢复正常，皮肤瘙痒消失，食欲好转，体力恢复，消化道症状减轻，黄疸消退，肝功能恢复正常。本期一般为 1 ～ 2 个月。

（2）急性无黄疸型肝炎

此型较多见，症状较轻，全身乏力、食欲减退、恶心、腹胀等症状。体征多见肝大、质较软，有压痛和叩痛。此型肝炎症状轻，常被忽视诊断。病程 2 ～ 3 个月。有时病情的轻重不同，症状或体征的轻重也有所不同。

（3）急性重症型肝炎，又称暴发型肝炎

临床特征为急性起病，10 天内出现意识障碍、出血、黄疸及肝脏缩小。病程不超过 3 周。暴发型肝炎发病早期临床表现与急性黄疸型肝炎相似，但病情进展迅速，故出现下列症状，应考虑重型的诊断。

①明显的全身中毒症状，随着黄疸进行性加深，患者极度乏力，精神萎靡、嗜睡或失眠、性格改变、精神异常、计算力及定向力障碍、扑翼样震颤、意识障碍。

②严重消化道症状，食欲明显减退，甚至厌食、频繁恶心、呕吐、高度腹胀鼓肠。

③黄疸进行性加重，数日内血清总胆红素升高达 171μmol/L 以上，而血清丙氨酸转氨酶下降甚至正常，出现胆酶分离现象。亦有少数患者，病情进展迅速，黄疸尚不明显便出现意识障碍。

18 急性乙肝会发展为慢性乙肝吗

绝大多数急性乙肝为自限性，经过一般对症和辅助药物治疗，90% 以上的急性乙肝即可恢复，常规不需抗病毒治疗。但有 5% ～ 10% 的急性乙肝患者会转为慢性乙肝，部分由于机体免疫功能低下，乙肝病毒在体内持续存在，肝脏病变较长时间不能恢复，需密切观察乙肝病毒的清除情况，必要时给予抗病毒治疗，防止发展成为慢性肝炎。

19 什么是肝衰竭？肝衰竭有哪些临床表现

肝脏作为人体的重要器官之一，因其具有合成、解毒、代谢、分泌、生物转化以及免疫防御等功能，故又被称为“加工厂”。当受到多种因素（如病毒、酒精、药物等）引起严重损害时，造成肝细胞大量坏死，导致上述功能发生严重障碍或失代偿，进而出现以凝血机制障碍和黄疸、肝性脑病、腹水等为主要表现的一组临床症候群，称之为肝衰竭。临床以极度乏力、食欲下降、腹胀、恶心、呕吐、神志改变等为主要症状，由于病情进展迅速、治疗难度高，医疗费用昂贵，总体预后较差。根据病情进展情况不同，肝衰竭被分为四类：急性肝衰竭（ALF）、亚急性肝衰竭（SALF）、慢加急性（亚急性）肝衰竭（ACLF）和慢性肝衰竭（CLF）。

目前肝衰竭的临床治疗尚无特异有效的治疗手段，强调综合治疗，包括内科基础治疗、人工肝支持治疗和肝脏移植治疗三方面。

20 如何判断肝衰竭的预后

肝衰竭的预后取决于肝细胞坏死程度和再生能力之间的“较量”，如肝细胞大量再生超过坏死，则疾病逐渐恢复，反之则病情恶化，预后较差。但由于肝衰竭诱因、病因、临床类型、病程、并发症及临床干预措施等的多样性及个体化差异，目前尚无统一的评估预后的指标。目前公认的凝血酶原活动度（PTA）、凝血酶原时间国际化比率、血肌酐与肝衰竭预后相关。除此以外，一些研究还认为血清甲胎蛋白（AFP）、血清钠、乳酸盐水平、动脉血氨、磷酸盐等与肝衰竭预后存在相关性。

21 人工肝是什么

人工肝即人工肝支持治疗，种类很多，目前临床最为常用的是血浆置换，其原理是通过将肝衰竭患者血浆与新鲜血浆进行置换，达到清除有害物质，补充机体必需物质，改善内环境的作用。可暂时替代衰竭肝脏部分功能，为肝细胞再生及肝功能恢复创造条件或等待机会进行肝移植。人工肝治疗也是内科综合治疗的一部分，选择适宜的适应证，配合血浆置换后内环境调整药物的应用可以提升人工肝治疗的价值，也可以为国家节省血源。

22 胆囊炎有哪些临床表现

胆囊炎是较常见的疾病，发病率较高。根据其临床表现和临床经过，又可分为急性和慢性两种类型，常与胆石症合并存在。右上腹剧痛或绞痛，多见于结石或寄生虫嵌顿梗阻胆囊颈部所致的急性胆囊炎，疼痛常突然发作，十分剧烈，或呈绞痛样。胆囊管非梗阻性急性胆囊炎时，右上腹疼痛一般不剧烈，多为持续性胀痛，随着胆囊炎症的进展，疼痛亦可加重，疼痛呈放射性，最常见的放射部位是右肩部和右肩胛骨下角等处。

（1）急性胆囊炎

急性结石性胆囊炎的临床表现和急性无结石性胆囊炎基本相同。

①症状

疼痛：右上腹剧痛或绞痛，多为结石或寄生虫嵌顿梗阻胆囊颈部所致的急性胆囊炎。疼痛常突然发作，十分剧烈，或呈现绞痛样，多在夜间发作或发生在进食高脂食物后。右上腹一般性疼痛，见于胆囊管非梗阻性急性胆囊炎时，右上腹疼痛一般不剧烈，多为持续性胀痛，随着胆囊炎症的进展，疼痛亦可加重，疼痛呈现放射性，最常见的放射部位是右肩部和右肩胛骨下角等处，乃胆囊炎症刺激右膈神经末梢和腹壁周围神经所致。

恶心、呕吐：恶心、呕吐是最常见的症状，如恶心、呕吐顽固或频繁，可造成脱水、虚脱和电解质紊乱，多见于结石或蛔虫梗阻胆囊管时。

畏寒、寒战、发热：轻型病例常有畏寒和低热；重型病例则可有寒战和高热，热度可达39℃以上，并可出现谵语、谵妄等精神症状。

黄疸：较少见，如有黄疸一般程度较轻，表示感染经淋巴管蔓延到了肝脏，造成了肝损害，或炎症已侵犯胆总管。

②主要体征：腹部检查可见右上腹部及上腹中部腹肌紧张、压痛、反跳痛、Murphy征阳性。伴胆囊积脓或胆囊周围脓肿者，于右上腹可扪及有压痛的包块或明显肿大的胆囊。当腹部压痛及腹肌紧张扩展到腹部其他区域或全腹时，则提示胆囊穿孔，或有急性腹膜炎。有15%～20%的患者因胆囊管周围性水肿、胆石压迫及胆囊周围炎造成肝脏损害，或炎症累及胆总管，造成Oddi括约肌痉挛和水肿，导致胆汁排出障碍，可出现轻度黄疸。若黄疸明显加深，则表示胆总管伴结石梗阻或并发胆总管炎的可能，严重病例可出现周围循环衰竭征象。血压常偏低，甚至可发生感染性休克，此种情况尤易见于化脓坏疽型重症病例时。

（2）慢性胆囊炎

①症状：持续性右上腹钝痛或不适感，有恶心、嗳气、反酸、腹胀和胃部灼热等消化不良症状；右下肩胛区疼痛，进食高脂或油腻食物后症状加重。病程长，病情经过有急性发作和缓解相交替的特点，急性发作时与急性胆囊炎症状同，缓解期有时可无任何症状。

②体征：胆囊区可有轻度压痛和叩击痛，但无反跳痛，胆汁淤积病例可扪到胀大的胆囊。急性发作时右上腹可有肌紧张，体温正常或有低热，偶可出现黄疸。胆囊压痛点在右腹直肌外缘与肋弓的交点，胸椎压痛点在第八到第十胸椎旁，右膈神经压痛点在颈部右侧胸锁乳突肌两下角之间。

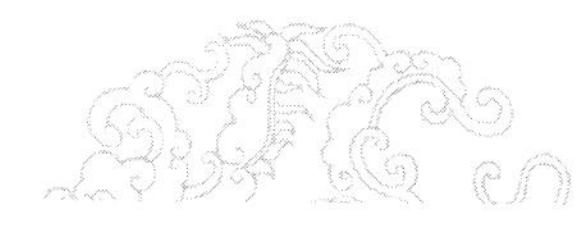

第四章 常见肝胆病的检查

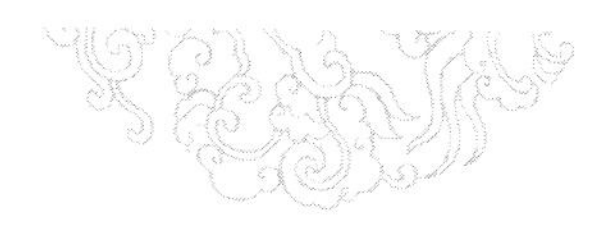

 肝功能检查包括哪些项目

一提到肝功能，人们往往联想到转氨酶。其实，肝功能的指标很多，这些指标主要反映肝脏四个方面的情况。

（1）反映肝脏合成贮备功能：白蛋白反映肝脏合成蛋白质的能力，凝血酶原时间反映肝脏合成凝血因子的合成能力，另外前白蛋白、胆碱酯酶等反映了肝储备功能及预后的临床价值。

（2）反映肝脏分泌和排泄功能：胆红素和胆汁酸反映了肝脏代谢内源性物质的能力降低，碱性磷酸酶、谷氨酰转肽酶反映了胆管细胞损伤情况等。

（3）反映肝细胞损伤：谷丙转氨酶、谷草转氨酶能敏感提示肝细胞损伤及损伤程度。

（4）反映肝脏纤维化和肝硬化：血清蛋白电泳已取代浊度反应，γ－球蛋白增高的程度可评价慢性肝病的演变和预后，提示枯否氏细胞功能减退，不能清除血循环中内源性或肠源性抗原物质。透明质酸酶、Ⅲ型胶原、Ⅳ型前胶原的升高均提示肝纤维化。

需要说明的是：由于肝脏有强大的代偿功能，因此，轻微的肝损伤时，肝功能指标可表现为正常。肝功能检查并非特病原学检查，特异性不强，各种原因包括病毒性、脂肪性、酒精性及其他生理因素（如怀孕、剧烈运动等）

均可导致肝功能异常，需要结合其他检查综合判断。肝功能的检测受温度、饮食、仪器、方法等多种因素影响。

2 什么是谷丙转氨酶（ALT）？谷丙转氨酶升高说明什么

血清丙氨酸氨基转移酶亦称谷丙转氨酶，缩写为 ALT 或 GPT，存在于肝细胞的线粒体中。如果肝细胞发生炎症、坏死、中毒等损害，转氨酶就会由破裂的肝细胞内转移到血液中。ALT 以肝脏中活力最大，当肝脏细胞损伤时，ALT 释放到血液内，于是血液内酶活力明显地增加。在临床上测定血液中谷丙转氨酶活力可作为诊断的指标。可见，谷丙转氨酶是肝脏细胞受到急性损伤的信号灯，它提示我们应该进一步检查，寻找引起转氨酶升高的根本原因。此外，它也是临床观察疗效的重要指标，对于指导用药有重要的意义。

3 什么是谷草转氨酶（AST）？谷草转氨酶升高说明什么

谷草转氨酶，又名天门冬氨酸氨基转移酶，也是临床中经常用到的肝炎指标。谷草转氨酶主要分布在心肌，其次为肝脏。肝内的谷草转氨酶有 2 种同工酶，分别存在于肝细胞的线粒体（mAST）和胞浆内（sAST）。在肝细胞轻度病变时，仅 sAST 释放入血；而当病变严重时，mAST 也会相继释放入血。故血清 AST 活性随肝细胞损害的程度增高。肝细胞损害时，AST 随 ALT 较小幅度升高，或虽较大幅度升高但时间短暂，可能主要是 sAST，临床意义与 ALT 相同；AST 增高超过 ALT，虽升高幅度并不太大但持续时间很长，可能主要是 mAST，提示病变的慢性化和进展性。

除肝脏以外，体内其他脏器组织，如心脏、肾脏、肺、睾丸、肌肉等均含有转氨酶。一些外界因素也可使谷草转氨酶一过性增高，如运动、进食、饮酒、熬夜、药物等。因此，转氨酶升高并非就是肝病。

4 谷丙转氨酶（ALT）和谷草转氨酶（AST）升高不一致，有什么意义

ALT 主要分布在肝细胞浆，AST 主要分布在肝细胞浆和肝细胞的线粒体

中。因此，不同类型的肝炎患者的 ALT 和 AST 升高的程度及其 AST/ALT 的比值是不一样的。急性肝炎和慢性肝炎的轻型，虽有肝细胞的损伤，肝细胞的线粒体仍保持完整，故释放入血的只有存在于肝细胞浆内的 ALT，所以，肝功能异常的表现主要为 ALT 的升高，则 AST/ALT 的比值＜ 1。重型肝炎和慢性肝炎的中型和重型，肝细胞的线粒体也遭到了严重的破坏，AST 从线粒体和胞浆内释出，因而表现出 AST/ALT ≥ 1。肝硬化和肝癌患者，肝细胞的破坏程度更加严重，线粒体也受到了严重的破坏，因此，AST 升高明显，AST/ALT ＞ 1，甚至＞ 2。酒精性肝病的患者，AST 的活性也常常大于 ALT。但是重型肝炎肝功能衰竭由于肝细胞大量坏死，正常肝细胞数量少，转氨酶的生成、释放少，而血清胆红素则显著升高，出现“胆 – 酶分离”的现象，提示凶险。

5 什么是黄疸

黄疸是肝病的一个常见症状，其发生是由于胆红素代谢障碍而引起血清内胆红素浓度升高所致。临床上表现为巩膜、黏膜、皮肤及其他组织被染成黄色。因巩膜含有较多的弹性硬蛋白，与胆红素有较强的亲和力，故黄疸患者巩膜黄染常先于黏膜、皮肤而首先被察觉。当血清总胆红素在 17.1 ～ 34.2μmol/L，而肉眼看不出黄疸时，称隐性黄疸或亚临床黄疸；当血清总胆红素浓度超过 34.2μmol/L 时，临床上即可发现黄疸，也称为显性黄疸。

6 胆红素升高说明什么

胆红素来源于衰老的红细胞分解后的血红素。正常情况下，由肝细胞对血液内胆红素进行摄取，在肝细胞内形成结合胆红素，排入胆道系统。如果其中的环节发生障碍，则血红素代谢障碍，从而出现胆红素聚集于血液内，均可出现黄疸。

肝病可以引起胆红素升高，但出现黄疸就认为是肝炎的说法是不正确的。黄疸分为三种类型：①溶血性黄疸。某些遗传性疾病及理化因素，导致体内红细胞破坏过多，发生溶血、贫血。②梗阻性黄疸。由于结石、寄生虫、肿瘤等因素，致使胆道阻塞，胆汁排泄不畅。③肝细胞性黄疸。各种原因导致的肝细胞损害，均可引起肝细胞性黄疸。

由此可见，肝炎仅是肝细胞性黄疸的诱因之一，遇到黄疸患者，应结合患者病史、实验室检查、B 超或 CT，综合判断，找到黄疸的原因，防止谈黄色变，盲目武断。

7 血清胆碱酯酶有什么意义

血清胆碱酯酶是肝细胞合成的酶类之一，能够反映肝细胞合成的功能。肝细胞损伤时，肝细胞合成胆碱酯酶减少，血清中胆碱酯酶活性下降，由于血清胆碱酯酶半衰期短，所以它是肝内损害时一种极为敏感的指标，可反映肝细胞的合成功能，用于估计肝的储备功能和肝病的预后。

急、慢性肝炎时，血清胆碱酯酶降低程度往往与病情严重程度相一致，与黄疸程度不一定平行。若血清胆碱酯酶活性持续降低，则提示预后不良。肝硬化失代偿期，血清胆碱酯酶活性明显下降，肝性脑病时最为显著。亚急性重症肝炎，特别是肝性脑病时，血清胆碱酯酶明显降低，且多呈持久性。肝外胆管梗阻性黄疸，血清胆碱酯酶正常，伴有胆汁性肝硬化时则降低。原发性肝癌时，血清胆碱酯酶活性取决于肝原来的情况和损害程度。如伴有肝硬化或原有慢性活动性肝炎，酶活性常降低。

8 γ－谷氨酰转肽酶升高（γ–GT）有什么意义

γ－谷氨酰转肽酶（γ–GT）广泛分布于人体组织中，肾内最多，其次为胰和肝。在肝内主要分布于肝细胞浆和肝内胆管上皮中，正常人血清中的γ–GT 主要来自肝脏。正常值为 3 ～ 50U/L（γ－谷氨酰对硝基苯胺法）。此酶在急性肝炎、慢性活动性肝炎及肝硬变失代偿时仅轻中度升高。但当阻塞性黄疸时，此酶因排泄障碍而逆流入血，原发性肝癌时，此酶在肝内合成亢进，均可引起血中转肽酶显著升高，甚至达正常值的 10 倍以上。酒精中毒者γ–GT 亦明显升高，有助于诊断酒精性肝病。

9 肝病患者为什么也要查血糖

人们通常认为糖尿病与胰腺相关，但有一种名为肝源性糖尿病却并不为大多数人知晓。我国肝病患者数量众多，临床由于肝病而继发的糖尿病也不在少数，有数据显示，慢性肝病中糖尿病发生率高达 27%。这是为什么呢？我们要从肝脏的功能说起。肝脏是人体内最大的化工厂，尤其在糖类代谢中起着重要的作用，葡萄糖的摄取、储存、合成与代谢均离不开肝脏。肝脏主要通过糖原的合成和分解来调节血糖水平使血糖维持在正常范围。此外，体内调节血糖的激素，如胰岛素和胰高血糖素，均在肝脏内代谢和灭活。当肝功能损伤时，必然会影响到糖的代谢，同时，糖的代谢异常也会引起肝脏的损害，因此，肝脏患者应关注血糖情况。

10 血胆汁酸升高有什么意义

总胆汁酸（TBA）是在肝脏内合成与甘氨酸或牛磺酸结合成为结合型胆汁酸，然后被肝细胞分泌入胆汁，随胆汁至肠道后，在肠道内细菌作用下被水解成游离型胆汁酸，有 97% 被肠道重新吸收后回到肝脏。如此循环不息。这样能使总胆汁酸发挥最大生理效应。更可防止总胆汁酸大量进入循环中对其他组织细胞的毒害（总胆汁酸的 pH 值非常低）。健康人的周围血液中血清胆汁酸含量极微，当肝细胞损害或肝内、外阻塞时，胆汁酸代谢就会出现异常，总胆汁酸就会升高。因此，总胆汁酸测定是一项比较敏感和有效的肝功能试验之一。

总胆汁酸水平受饮食影响较大。由于胆汁酸是由胆固醇形成的，所以可以通过控制胆固醇的摄入来控制胆汁酸浓度。有几种食物可以降低总胆汁酸：①玉米。含有丰富的钙、磷、硒和卵磷脂、维生素 E 等，具有降低血清胆固醇的作用。②海带。可降低血及胆汁中的胆固醇。③大豆。大豆及大豆制品中含有丰富的不饱和脂肪酸、维生素 E 和磷脂，三者均可降低血中胆固醇。④姜。含有一种脂质，具有明显降低胆固醇的作用。⑤香菇。含腺嘌呤衍生物，具有降低血清胆固醇的作用，能有效地防止脂肪硬化和血管变脆，同时还可降低血压。⑥鱼。鱼的脂肪中不饱和脂肪酸高达 70% ～ 80%，易被人体消化吸收，并且有降低血中胆固醇的作用，是植物油降脂效能的 2 ～ 5 倍。

11 白蛋白与肝病有什么关系

在肝功能检查中，检查白蛋白的作用是根据白蛋白的检查结果来判断某些疾病。不同年龄段白蛋白的正常值也不相同，新生儿白蛋白正常值范围为 28 ～ 44g/L，14 岁后白蛋白正常值范围为 38 ～ 54g/L，成人白蛋白正常值范围为 35 ～ 50g/L，60 岁后白蛋白正常值范围为 34 ～ 48g/L。一般情况下，白蛋白增高主要见于血液浓缩而致相对性增高，如严重脱水和休克、严重烧伤、烫伤、急性出血、慢性肾上腺皮质功能减低症。白蛋白降低常见于肝硬化合并腹水及其他肝功能严重损害（如急性肝坏死、中毒性肝炎等）营养不良、慢性消耗性疾病、糖尿病、严重出血肾病综合征等。当白蛋白降低至 25g/L 以下易产生腹水。引起肝源性白蛋白偏低的原因有很多，主要表现在以下几个方面。

（1）营养不良会引起白蛋白偏低。

（2）急慢性肝病、胃癌、肠癌、肝癌等都会引起蛋白质吸收不良，进而导致白蛋白偏低。

（3）肾脏排泄屏障受损也会导致白蛋白偏低。

（4）白蛋白的合成几乎全由肝脏合成，因而各种肝脏、蛋白补偿机能受损，就会造成白蛋白制造不足，导致肝源性白蛋白偏低。

12 乙肝表面抗原是什么

乙肝表面抗原（HBsAg）是乙肝病毒的外壳蛋白，是乙肝感染的标志。HBsAg 阳性，表示体内已感染乙肝病毒，是体内存在乙肝病毒感染的标志之一。慢性乙肝患者可长期显示阳性。此外，该指标也是抗病毒治疗的重要评价指标之一。

13 什么是“大三阳”和“小三阳”

乙肝两对半检查是指：①乙肝表面抗原（HBsAg）；②乙肝表面抗体

（抗 –HBs）；③乙肝 e 抗原（HBeAg）；④乙肝 e 抗体（抗 –HBe）；⑤乙肝核心抗体（抗 –HBc）。临床上常用乙肝五项的不同组合来判断感染的现状和转归。

乙肝五项第 1、3、5 项阳性，其余两项阴性，俗称乙肝大三阳，既往的观点认为是急、慢性乙肝的活动期，传染性相对较强；乙肝五项第 1、4、5 项阳性，其余两项阴性，俗称乙肝小三阳，说明是急、慢性乙肝稳定期，传染性相对较弱。

随着检验技术的提升和抗病毒治疗理念的深入，大三阳和小三阳的说法已接近淘汰，临床中越来越多的医生认为，HBV–DNA 的载量能真正反映体内病毒的复制情况。

14 如何区分急性乙肝和慢性乙肝

主要依据病程长短来判断，以 6 个月为限。此外，抗 HBc–IgM 是乙肝病毒感染的重要指标，阳性提示急性感染或慢性感染急性发作。

15 甲肝抗体阳性就是甲肝吗

甲肝抗体分为两种：HAV–IgM 和 HAV–IgG，其中 HAV–IgM 是甲肝早期诊断的重要指标，一般在甲肝发病初期即可检测出来，发病 2 周达到高峰，3 ～ 4 个月后大部分消失。HAV–IgG 是甲肝恢复期的诊断指标，一般在感染后 3 ～ 12 个星期出现，6 个月达到高峰，可在体内长期存在，甚至终身。

16 丙肝抗体阳性就是丙肝吗

血清学指标有抗 HCV 和 HCV–RNA，抗 HCV 只能作为丙肝病毒感染的指标，无法判断感染时间和阶段，HCV–RNA 是丙肝早期诊断和疗效评价的重要指标。

17 戊肝抗体阳性表明是戊肝吗

血清学指标有抗 HEV–IgM、抗 HEV–IgG 和 HEV–RNA。其中，HEV–RNA 是早期诊断指标，抗 HEV–IgM 提示戊肝急性感染，一般在戊肝病毒感染后2周出现，3周达到高峰，后期逐渐消失，血清中抗HEV-IgG可长期阳性，提示既往感染，不代表现症感染。

18 血清电解质检查包括哪些项目？为什么要检查血清电解质

临床中常常提到的电解质是指对血清中电解质含量的测定。通常包括血钾、血钙、血钠、血清磷等，通过对以上物质的检验可了解人体内电解质的含量，为补充电解质维持体内渗透压及酸碱平衡提供依据。临床最为常见的电解质紊乱为：高钾血症、低钾血症、高钠血症、低钠血症。

适当的钾离子浓度及其在细胞膜两侧的比值对维持神经-肌肉组织的静息电位的产生，以及电兴奋的产生和传导有重要作用，也直接影响酸碱平衡的调节。钾离子紊乱是临床上最常见的电解质紊乱之一，且常和其他电解质紊乱同时存在。血钾高于5.5mmol/L称为高钾血症，高于7.0mmol/L则为严重高钾血症。严重的慢性缺钾时，可出现心肌收缩性减弱；出现严重的高钾血症时可因心肌兴奋性消失或严重的传导阻滞而导致心搏骤停。因此，血钾是临床医生非常关注的一个指标，一旦出现异常，应积极纠正。

血清钠低于135mmol/L，称为低钠血症。血清钠仅反映钠在血浆中浓度的降低，并不一定表示体内总钠量的丢失，总体钠可以正常甚或稍有增加。临床上较为常见，特别在老年人群中。主要症状为软弱乏力、恶心呕吐、头痛嗜睡、肌肉痛性痉挛、神经精神症状和可逆性共济失调等。

如果低钠血症在48小时内发生则有很大危险，可很快出现抽搐、昏迷、呼吸停止或死亡，可导致永久性神经系统受损的后果。慢性低钠血症者，则有发生渗透性脱髓鞘的危险，特别在纠正低钠血症过快时易发生。除脑细胞水肿和颅内高压临床表现外，由于血容量缩减，可出现血压低、脉细速和循环衰竭，同时有失水的体征。总体钠正常的低钠血症则无脑水肿的临床表现。

血清钠浓度高于145mmol/L，称为高钠血症。常见于血液浓缩导致浓缩性高钠血症，在罕见的情况下，亦可由于肾排钠减少引起钠过多所致，此为潴留性高钠血症。

19 为什么腹部B超要求空腹

胆囊是储存和浓缩胆汁的重要器官，它的体积不是固定不变的。空腹时，胆囊的体积是最大的，内含大量的胆汁，当进食 3 ～ 5 分钟后，食物经十二指肠，刺激十二指肠黏膜，产生一种激素叫缩胆囊素，使胆囊收缩，将胆囊内胆汁立即排入十二指肠，以助脂肪的消化和吸收，此时胆囊排空。可见，空腹胆囊是最利于观察胆囊壁及胆囊内容物的异常病变。

20 甲胎蛋白（AFP）升高表明是肝癌吗

甲胎蛋白是一种糖蛋白，由新生的幼稚肝细胞分泌，也是肝癌的特异性标志，但血清甲胎蛋白阳性未必都是肝癌。什么情况甲胎蛋白会出现阳性呢？临床常见三种情况。

（1）*孕妇*：胎儿的肝细胞没有发育（分化）完全，分泌的甲胎蛋白量很大，所以孕妇的甲胎蛋白会阳性。孕妇在分娩 1 年后体内的甲胎蛋白就会恢复正常。

（2）*急性肝损伤*：各种原因导致的肝功能急性损害发生时，会出现大量的肝细胞坏死。与此同时，肝脏的再生和修复也启动了，新的肝细胞大量生成，甲胎蛋白也随之升高，一般情况下，甲胎蛋白升高缓慢，随着病情的恢复，也逐渐恢复正常。正是利用这一原理，甲胎蛋白是评估肝衰竭预后的重要指标。

（3）*肝细胞癌*：肝癌是尚未分化的肝细胞，肿瘤细胞的大量生长，伴随着大量分泌甲胎蛋白。一般情况下，甲胎蛋白进行性上升，或者异常升高到正常值的 20 倍以上，高度怀疑肝细胞癌的可能。此外，肝癌的诊断需要影像学或病理学提供有力的证据。

综上所述，甲胎蛋白检测异常，并非都是肝癌。甲胎蛋白检测正常也不能绝对排除肝癌。需对甲胎蛋白动态分析，同时辅以 B 超或 CT、磁共振等影像学检查。

21 什么是甲胎蛋白异质体？有什么意义

甲胎蛋白异质体对于伴有 AFP 升高的原发性肝癌与良性肝病（急、慢性肝炎，肝硬化等）的鉴别诊断具有重要意义。常以 LCA-R 占 25% 作为鉴别诊断的界线。正常值为每升血内甲胎蛋白含量不超过 20μg。异常结果：LCA-R ≥ 25%，有 80% ～ 90% 的可能是原发性肝癌，低于此值者为良性肝病。需要检测的人群：患有原发性肝癌、肝硬化、黄疸、腹水、肝癌等病的人。

22 免疫球蛋白有什么临床意义

人体的体液免疫包括 IgG、IgM、IgA 等免疫球蛋白和各种自身抗体。IgG 是免疫球蛋白 g（Immuno globulin G，IgG）的缩写，是血清主要的抗体成分，约占血清 IgG 的 75%。其中 40% ～ 50% 分布于血清中，其余分布在组织中。IgG 是唯一可以通过胎盘的免疫球蛋白。IgG 的功能作用主要在机体免疫中起保护作用，大多数抗菌、抗病毒，应对麻疹、甲型肝炎等，能有效地预防相应的感染性疾病。IgG 是自身免疫性肝炎诊断和疗效评价的重要指标。

23 与肝脏肿瘤相关的肿瘤指标有哪些

肝脏恶性肿瘤可分为原发性和继发性两大类。原发性肝脏恶性肿瘤起源于肝脏的上皮或间叶组织，前者称为原发性肝癌，是我国高发的、危害极大的恶性肿瘤；后者称为肉瘤，与原发性肝癌相比较较为少见。继发性或称转移性肝癌系指全身多个器官起源的恶性肿瘤侵犯至肝脏，一般多见于胃、胆道、胰腺、结直肠、卵巢、子宫、肺、乳腺等器官恶性肿瘤的肝转移。

（1）原发性肝癌肿瘤标志物：肝癌血清标志物检测：①血清甲胎蛋白（AFP）测定对诊断本病有相对的特异性。放射免疫法测定持续血清 AFP ≥ 400μg/L，并能排除妊娠、活动性肝病等，即可考虑肝癌的诊断。临床上约 30% 的肝癌患者 AFP 为阴性，如同时检测 AFP 异质体，可使阳性率明显提高。②血液酶学及其他肿瘤标志物检查肝癌患者血清中 γ- 谷氨酰转肽酶及其同工酶、异常凝血酶原、碱性磷酸酶、乳酸脱氢酶同工酶可高于正常，但缺乏特异性。胆管细胞癌是指发生于肝内胆管（即左、右肝管第 1 级肝内分支以上）的癌肿，属原发性肝癌的一种。常见 CEA、CA199 升高。

（2）继发性肝癌肿瘤标志物：大多数继发性肝癌患者肿瘤标志物在正常范围内，但少数来自胃、食管、胰腺及卵巢的肝转移癌则可有 AFP 的升高。有症状者多伴有 ALP、GGT 升高。癌胚抗原 CEA 升高有助于肝转移癌的诊断，结直肠癌肝转移时 CEA 阳性率高达 60% ～ 70%。

24 B 超检查主要查什么

由于 B 超检查具有无创、价格低廉、检查方便、快捷、重复性强等特点，因此在肝病诊疗中广泛应用。B 超检查可以提供肝脏的形态、大小、密度改变等信息。此外，对于肝内局限性的病变，诸如肝内结石、肝内囊肿、脓肿、外伤性血肿、肝内良性肿瘤、恶性肿瘤、肝内弥漫性病变（如脂肪肝、肝硬化等）、腹腔积液、胸腔积液，均能提供相应的诊断依据。多普勒超声还能提供肝脏和脾脏以及门静脉系统血流动力学的信息。另外，借助 B 超检查进行定位，有助于肝脏穿刺、脓肿穿刺、肿瘤介入治疗等。

25 MRCP 是什么检查？能对哪些疾病做出诊断

磁共振胰胆管造影（MRCP）是一种特殊的磁共振检查，可清晰显示胆管系统的形态结构，主要用于胆道系统疾病的诊断。不需要注射造影剂，对梗阻性黄疸者有助于决定梗阻的部位、范围及病理性质，其敏感性为 91% ～ 100%。

26 什么是肝穿刺

肝穿刺是肝穿刺活体组织检查术的简称，通常是在 B 超定位下，采用专门的穿刺针或穿刺枪快速刺入肝脏组织，抽取少量组织标本，经过处理后作病理组织学、免疫组化等染色，在显微镜下观察肝脏组织和细胞形态。

穿刺标本一般长为 1.5 ～ 2.5mm，肝穿刺病理学检查主要用于各种肝脏疾病的鉴别诊断，如鉴别黄疸的性质和产生的原因，了解肝脏病变的程度和活动性，提供各型病毒性肝炎的病原学诊断依据，发现早期、静止期或尚在代偿期的肝硬化，判别临床疗效，尤其在确定肝纤维化严重程度上是国际公认的“金标准”。此外，肝穿刺还可以用于诊断性治疗，如肝脓肿穿刺排脓、肝囊肿抽液、肝癌瘤内注射药物或无水酒精等。

肝穿刺用于临床已有100余年的历史，随着穿刺器械和操作方法的不断改进，现在普遍采用的Menghini一秒钟肝穿刺法，方便安全，成功率高，且无明显不良反应。如严格按照肝穿刺的适应证和禁忌证选择患者，术前、术后做好充分的准备与护理，不会加重原有肝脏的病变，不会加重病情。

27 做肝穿刺有什么临床意义

（1）有利于多种肝病的鉴别诊断：许多临床诊断比较困难的慢性肝病，如各型病毒性肝炎、酒精性肝炎、肝结核、肝肉芽肿、血吸虫病、肝肿瘤、脂肪肝、肝脓肿、原发性胆汁性肝硬变及各种代谢性肝病（肝豆状核变性、肝糖原累积病、肝脏淀粉样变性）等，往往需要通过肝穿刺来了解患者的肝脏病变，为明确诊断提供重要的甚至可能是决定性的依据。

（2）了解肝脏病变的程度和活动性：肝穿刺活组织检查是一种能直接了解肝组织的病理变化，并可以做出较客观、精确诊断的检查方法。有不少慢性乙型肝炎患者，感染肝病病毒时间很长，但抽血化验发现转氨酶异常可能仅有半年时间，肝病病毒含量水平也不高。这样的患者通过肝穿刺能发现慢性肝病是否处于活动期，并能推断其病变的轻重程度。

（3）提供各型病毒性肝炎的病原学诊断：依据大部分肝炎病毒是嗜肝病毒，它们往往多在肝组织中寄生。只有血清肝病病毒达到一定量时，临床化验才能够检测得到。所以目前仍有一些病毒性肝炎，临床化验显示血清肝病病毒标志物全部是阴性，难以确定其病原。但是，通过肝穿刺，用超敏感免疫组织化学和原位分子杂交技术，可检测出寄生在肝组织中的肝炎病毒。

（4）发现早期、静止或尚在代偿期的肝硬化（特别是肝纤维化）：在发病早期，通过血液化验、B超检查一般难以发现。但是通过肝脏穿刺检查，可以对肝脏纤维化和早期、静止或尚在代偿期的肝硬化进行精确诊断，并能够鉴别肝硬化临床类型，区分是酒精性肝硬化还是肝炎后肝硬化，以及是否伴有活动性肝炎。例如，一些诊断为慢性无症状肝病病毒携带者的患者，通过肝脏穿刺检查，可发现是活动性肝硬化或慢性活动性肝炎。

（5）有利于药物的选择和药物的疗效判断：治疗前后肝活检组织病理变化是评判药物治疗效果的可靠指标，为临床药物治疗提供客观的评价依据。目前常用的抗肝病病毒的药物有干扰素与拉米夫定等。应用干扰素或拉米夫定进行抗病毒治疗，不仅疗程长，且价格昂贵。治疗前如能进行肝穿刺，根据肝组织炎症活动程度，有选择性和针对性地应用抗病毒药物，将明显提高疗效，降低成本。

（6）鉴别黄疸的性质和原因：临床上黄疸往往难以确定病因，可做肝活检。它可以确定黄疸是胆红素代谢障碍还是肝细胞性黄疸，还是胆汁淤积所致，是病毒性还是药物引起。不同的病因，预后和治疗是完全不同的，只有诊断清楚，才能制订正确的诊疗方案。

（7）作为慢性肝炎病情、预后的评判指标：肝穿刺可发现肝组织的病变情况，为病情变化、预后的判断提供客观依据。重型肝炎如以肝细胞水肿为主，则病情较轻，预后较好，病死率较低；如以肝细胞坏死为主，且正常肝细胞残存率较低，则病情严重，预后较差，病死率高。

（8）可以进行诊断性治疗：在B超或CT引导下，有目的性地肝穿刺，可开展肝脓肿穿刺排脓、注射药物，无水酒精瘤内注射治疗肝癌等。在进行穿刺取材、诊断的同时，还可以开展诊断性治疗，做到诊断治疗两不误。

肝穿刺后出血的发生率在十万分之一左右，由于肝活检技术已经很成熟，只要掌握好适应证、禁忌证，在肝穿刺前做好充分的准备，肝穿刺活检的操作可做到万无一失。

28 哪些患者需要做肝穿刺

肝穿刺虽然安全性较高，但毕竟是有创检查，因此，必须严格掌握适应证，具体如下：①慢性肝病患者的炎症和纤维化分期诊断，是抗病毒治疗的重要依据和疗效评价指标。②肝肿大和黄疸原因不明，肝组织学可以提供诊断依据。③肝脏肿瘤来源不明，需要确定原发性或继发性，肝细胞或胆管细胞来源。

29 哪些患者不可做肝穿刺

儿童、年老及昏迷不能配合的患者，有出血倾向，高度肝外阻塞性黄疸，肝脏明显肿大，肝周围化脓性感染，肝瘀血，大量腹水，肝血管瘤，肝囊肿，以及有腹膜或腹腔内急性感染的患者，不易进行肝穿刺检查。

30 肝穿刺需要注意哪些事项

为了安全起见，术前 1 ～ 2 天，患者需要进行常规肝脏生化检查、凝血功能检测、血常规、血小板检测、胸透和腹部超声检查。术前 1 天，要用超声定位穿刺点，并了解周围有无较大血管或肿大的胆囊。术前 1 天和手术当天，要肌注维生素 K_1 防止出血。

术前，医生会向患者说明配合穿刺的注意事项，练习呼吸以及消除患者的恐惧和紧张。患者术前半小时测血压、脉搏，排空小便。肝穿刺后需要严密观察血压、脉搏等，术后要绝对卧床 24 小时。卧床 24 小时后患者可起床进行室内活动。

肝穿刺活检后，患者可能会出现局部疼痛，包括活检部位的不适、放射至右肩的疼痛和短暂的上腹痛。这些都属于正常情况，可以适当进行镇痛治疗。只有极少数的患者在穿刺活检后会出现有临床意义的出血，出血可在腹腔内、胸腔内或者肝脏内。发生肝脏胆汁外漏或者穿透胆囊可以引起胆汁性腹膜炎，但是大多数并发症都发生在活检后 3 小时内。

31 慢性肝病患者定期复查哪些项目

一般来说，慢性肝病病程较长，缠绵难愈，因此长期随访非常重要。不论有无症状，肝功能是否正常，均应定期随访复查。如果病情稳定，一般 3 ～ 6 个月应常规检查一次。复查内容如下。

（1）肝炎病毒标志物：即乙肝两对半、HBV-DNA。

（2）肿瘤指标：甲胎蛋白是肝细胞癌较为特异的指标，还是肝脏细胞损伤和再生的重要指标，CEA 及 CA199 对于胆管细胞癌的诊断特异性较高。

（3）腹部B超：定期检查B超，可以了解肝脏的质地，早期发现小肝癌，必要时进一步上腹部CT或MRI检查排除占位性病变。

（4）肝纤维化指标：透明质酸、层粘连蛋白、Ⅲ型前胶原、Ⅳ型胶原等有助于肝纤维化及肝硬化的诊断及疗效评估。

（5）胃镜检查：肝硬化的患者应进行X线吞钡或胃镜检查，了解是否出现食管胃底静脉曲张。

（6）血脂：对于脂肪肝及代谢综合征的患者有重要意义。

（7）其他：肝硬化后期应关注凝血功能的变化，服用替比夫定的患者应定期检查心肌酶谱，服用阿德福韦酯的患者应密切监测血钙、血磷指标。

32 什么是腹穿？做腹穿有什么意义

腹穿是借助穿刺针直接从腹前壁刺入腹膜腔的一项诊疗技术。确切的名称应该是腹膜腔穿刺术。主要用于：①明确腹腔积液的性质，找出病原，协助诊断。②适量地抽出腹水，以减轻患者腹腔内的压力，缓解腹胀、胸闷、气急、呼吸困难等症状，减少静脉回流阻力，改善血液循环。③向腹膜腔内注入药物。④注入一定量的空气（人工气腹）以增加腹压，使膈肌上升，间接压迫两肺，减小肺活动度，促进肺空洞的愈合，在肺结核空洞大出血时，人工气腹可作为一项止血措施。⑤施行腹水浓缩回输术。⑥诊断性（如腹部创伤时）或治疗性（如重症急性胰腺炎时）腹腔灌洗。

33 哪些患者需要做腹穿

腹穿是一项有创检查，腹穿的适应证包括：①腹水原因不明，或疑有内出血者。②大量腹水引起难以忍受的呼吸困难及腹胀者。③需腹腔内注药或腹水浓缩再输入者。

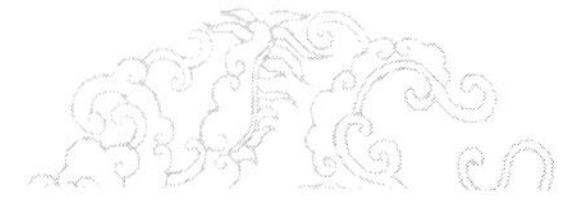

第五章 常见肝胆病诊治及预防要点

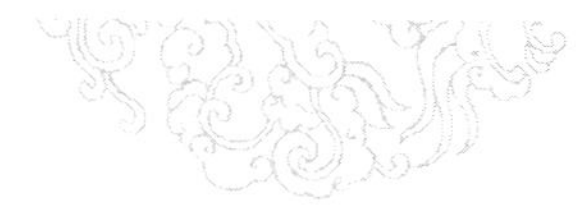

1 急性乙肝的传播途径主要有哪些

急性乙型病毒性肝炎的主要传播途径为母婴传播、血液或注射途径和性传播。

2 引起急性甲肝和急性戊肝的病因有哪些

急性甲型和戊型病毒性肝炎，主要通过粪口传播，一般不会慢性化，感染后终身免疫。

人类感染甲肝、戊肝病毒后，首先在消化道中增殖，在短暂的病毒血症中，病毒又可继续在血液白细胞中增殖，然后进入肝脏，在肝脏细胞内大量繁殖。于起病前 1 ～ 2 周，病毒由肝细胞排向毛细胆管，再通过胆管进入肠腔，从大便排出。因此，在甲肝、戊肝潜伏期末和黄疸出现前数日是病毒的排泄高峰。处在这个时期的患者，是无症状的亚临床感染者，也是最危险的传染源，他们的粪便、尿液、呕吐物中的肝炎病毒，如果没有经过很好的消毒处理，很容易污染周围环境、食物和水源。另外，患者的手和带有病毒的蚊蝇，都会污染食物、饮水和用具。一旦易感者吃了被污染的食物或饮水，或生食粪便浇灌过的蔬菜、水果等均可患病，严重时会在人群中引起暴发或流行。1988 年上海地区暴发的肝炎就是由于居民生食了甲肝病毒污染的毛蚶。

③ 如何避免急性肝炎病毒

为防止肝炎病毒的入侵，应尽量避免食用生的小海鲜（如毛蚶、银蚶等贝壳类，醉虾，醉螃蟹），不食不洁食物，便后饭前要洗手，牙刷、毛巾、剃须刀等个人物品不要公用。家庭中有肝炎患者的应采取防范措施，切断传播途径。发现周围有急性肝病患者与其公用的物品要进行消毒，碗筷可以用水煮沸 30 分钟，患者的衣物、床单等用消毒液清洗，不能水洗的衣物选择太阳底下晒或紫外线、臭氧消毒。

正常人群可注射甲型肝炎、乙型肝炎疫苗，产生保护性抗体；接触甲型、戊型肝炎患者的人群可注射人血丙种球蛋白；有意外暴露或接触乙肝患者血液不慎刺伤时，即刻对伤口进行消毒处理外，还可以注射乙肝疫苗或与乙肝免疫球蛋白联合作用预防乙肝的发生，当然此方还能运用在孩子出生的 0、1、6 个月以有效阻断母婴传播。但戊肝和丙肝目前尚无疫苗可以注射，所以增加自身的抵抗力，定期参加体育锻炼不失为预防急性病毒性肝炎的一个措施。正如《素问遗篇·刺法论》指出："正气存内，邪不可干，避其毒气。"

④ 如何预防肝硬化

（1）*积极治疗原发病*：肝炎后肝硬化可以因为病毒感染、酒精性肝病、脂肪肝、药物性肝炎等各种肝病发展而来。乙、丙型病毒性肝炎主要经血液或注射途径传播，也可以由遗传得来，因此必须养成良好的生活习惯，牙刷、毛巾、剃须刀等个人物品不要公用。家庭中有肝炎患者的应采取防范措施，切断传播途径。对于明确诊断的乙、丙型病毒性肝炎患者，符合抗病毒要求的应及早进行抗病毒治疗。酒精性肝病患者应该严格戒酒，脂肪肝要加强身体锻炼，控制体重的同时还要尽量少吃油腻煎炸的食物。而药物性肝炎患者应尽早停用引起肝功能损伤的药物，并采取相应的保肝治疗措施。目前服用中草药导致的药物性肝损害呈现升高趋势，易引起肝损害的常见中药有生何首乌、土三七、苦杏仁、木薯、广豆根、北豆根、艾叶、毛冬青、姜黄、白鲜皮、苍耳子、大枫子、黄丹、川楝子、鱼苦胆、千里光、天花粉、麦冬、

黄药子及治疗牛皮癣的中药等，应该引起高度的重视。还应避免各种有害的物理因子刺激，减少 X 线和放射性物质对肝脏的照射，减少和及早治疗各种感染，尽量避免各种创伤和手术。

（2）提高自身免疫力：正常人群可注射乙型肝炎疫苗，产生保护性抗体；有意外暴露或接触乙肝患者血液的刺伤时可对伤口进行消毒处理外，并注射乙肝疫苗和乙肝免疫球蛋白联合作用预防乙肝的发生。此方法还能运用在孩子出生的 0、1、6 个月以有效阻断母婴传播。但丙肝目前尚无疫苗可以注射。已有肝病的患者，要定期随访，及时调整治疗方案，肝功能稳定期要参加体育锻炼可以增加自身的抵抗力，此外保证充足的睡眠也相当重要，因为睡眠不足容易产生疲劳，而疲劳可以降低自身抵抗力，导致肝病复发和加重。而高质量的睡眠有助于恢复和调整各器官的生理功能，保障肝脏供血充足，达到护肝的目的。平时还应做到饮食有节，不暴饮暴食，不嗜食滋腻厚味，并且随季节的变化及时增减衣被，防止外邪的入侵。

5 酒精性肝病的病因是什么

乙醇（酒精）主要在肝脏代谢，在此过程中，会产生毒性更大的代谢产物——乙醛和过氧化物，消耗机体大量的抗氧化物，打破机体氧化、抗氧化的平衡。因此，长期或大量饮酒将导致肝内乙醛和过氧化物产物大量产生，进而影响肝脏的结构和功能，产生酒精性脂肪肝、酒精性肝炎、肝纤维化，甚至酒精性肝硬化。

6 引起脂肪肝的病因有哪些

脂肪肝并非胖人的专属，导致脂肪肝的原因很多，大致有如下几个方面。

（1）肥胖：随着生活水平的大幅提高，饮食不节引起的营养过剩日益增多，大腹便便的胖人屡见不鲜。过多的营养物质超过肝脏的转运能力，会变成脂肪沉积于肝脏形成脂肪肝。

（2）嗜酒：长期嗜酒者肝穿刺活检发现，75% ～ 95% 有脂肪浸润。还有人观察，每天饮酒超过 80 ～ 160g 则酒精性脂肪肝的发生率增长 5 ～ 25 倍。

（3）营养不良：导致蛋白质缺乏是引起脂肪肝的重要原因，多见于摄食不足或消化障碍，不能合成载脂蛋白，以致甘油三酯积存肝内，形成脂肪肝。

（4）药物因素：某些药物或化学毒物通过抑制蛋白质的合成而致脂肪肝，如四环素、肾上腺皮质激素、嘌呤霉素、环己胺、吐根碱以及砷、铅、银、汞等。降脂药也可通过干扰脂蛋白的代谢而形成脂肪肝。

（5）精神因素：由于社会节奏的不断加快，现代人精神压力增加，长期熬夜也会发生脂肪肝。

7 什么是急性胆囊炎

急性胆囊炎是由于细菌侵袭和胆囊管阻塞而引起的胆囊炎症，是一种常见的外科疾患。急性胆囊炎的主要病因，90% 以上是结石所致，大肠杆菌、链球菌、葡萄球菌、伤寒杆菌、产气杆菌和厌氧杆菌等为主要致病菌。

本病临床表现为突然发作的上腹绞痛，绞痛后右上腹痛持续加重，有些患者可向右肩背部放射，常伴恶性、呕吐、发热或寒战等症状，少数患者可出现轻度黄疸。脂肪餐、饱食、劳累、受凉后易诱发胆囊炎反复急性发作，夜间发病者多由胆囊结石引起。体检时可有右上腹压痛，肌紧张及反跳痛，墨菲征阳性，部分患者可触及肿大的胆囊。B 超、腹部 X 线片可协助诊断。

8 什么是慢性胆囊炎

慢性胆囊炎是临床上常见的胆道疾病，常为急性胆囊炎后遗症。本病多发生于胆石症的基础上。西医认为感染、胆汁刺激、胰液向胆道反流，以及胆红素和类胆质代谢失调等都会引起慢性胆囊炎。中医则认为情志不畅或饮食不节是该病症状加重或引起急性发作的诱因。慢性胆囊炎的临床症状和体征并不典型，多表现为厌油腻食物、胆源性消化不良、上腹部闷胀、嗳气、胃部灼热等，容易被误诊为溃疡病或慢性阑尾炎。该病发作时患者胆囊区可有轻度压痛或叩击痛，如果胆囊内有积水，还能扪及圆形、光滑的囊性肿块。

9 什么是胆石病

胆石病中按结石发生的部位不同，临床上可分为胆囊结石和胆管结石两种。其中胆囊结石患者中，女性比例大于男性，从结石的构成来看，胆固醇性结石居多。胆囊结石临床常无症状，无症状患者大约占总患者的一半，如果结石偏大，影响胆囊收缩功能，常会有右上腹或中上腹的闷胀不适，并可以伴有厌食油腻、反酸等症状。胆囊结石患者如果发生结石阻塞胆囊管，可能会引起胆绞痛或者急性胆囊炎，如果结石阻塞胆总管，则可能发生梗阻性黄疸症状。

10 什么是心源性肝硬化

心源性肝硬化是由慢性充血性心力衰竭反复发作或缩窄性心包炎等引起的肝淤血、坏死及结缔组织增生所致的肝硬化。常见的原因有：①结核性或化脓性心包炎等导致缩窄性心包炎；②肺源性心脏病；③左房室瓣关闭不全；④先天性心脏病。以上这些原因导致反复、持久的心力衰竭，下腔静脉和肝静脉高压。肝脏长期处于淤血状态，缺血、缺氧，肝细胞变性坏死，肝脏发生纤维化，6 个月以上逐渐进展为肝硬化。早期，由于淤血严重，肝脏明显增大，质地较软。后期，肝脏变硬，体积缩小。终末期也会出现腹水和食管胃底静脉曲张破裂出血等一系列并发症。

11 什么是重症肝炎

重症肝炎是肝炎的严重临床类型，病情危重，多见于病毒性肝炎，也可见于自身免疫性肝炎、药物性肝炎、中毒性肝炎及妊娠期急性脂肪肝。重症肝炎发病率不高，约占肝炎病例的 0.2%～0.4%。其临床特点是起病急骤，临床表现凶险而复杂，黄疸急剧加深，肝脏迅速缩小，并发症多，如出现上消化道出血、肝性脑病、肝肾综合征等，病死率高。本病可由各类肝炎导致，但在我国以乙型肝炎所致最为常见。根据其临床表现大体可归属中医急黄、瘟黄、血证、鼓胀、昏迷等病范畴。

重症肝炎临床可分为阳明腑实证，表现为面红气粗，口臭唇燥，神昏谵语，手足躁动，不得安卧，大便秘结，小便短赤，舌红、苔黄糙或焦黑，脉数；肝风内动证，表现为四肢抽动，口角牵引，头摇脉弦；湿（痰）浊蒙蔽证，表现为神志昏迷，困倦呆钝，身重不语，或语声低微，面色暗黄或如蒙尘垢，目黄，舌苔黏腻，脉滑；血结瘀阻证，表现为身热狂躁谵妄，腹满而痛，大便色黑，小便尚清；气阴两竭证，表现为神疲气怯，肢冷，甚则汗出釉冷，嗜卧昏睡，颜面苍白，唇色、指甲苍白或青紫，脉细无根或如鱼翔。

12 什么是原发性胆汁性胆管炎/肝硬化（PBC）

原发性胆汁性胆管炎/肝硬化（primary biliary cirrhosis，PBC）是一种慢性肝内胆汁淤积性疾病，晚期出现肝硬化甚至肝衰竭。血清抗线粒体抗体（AMA）检测是诊断 PBC 的特异性指标，熊去氧胆酸（UDCA）是经随机对照临床试验证实的治疗 PBC 唯一安全有效的药物。尽管 PBC 的发病机制可能与自身免疫有关，但免疫抑制剂的疗效仍未被证实，且药物相关不良反应使其临床应用受到限制。其发病尤以女性最为明显，男女发病比例约为 1:10。

13 什么是自身免疫性肝炎

自身免疫性肝炎是由自身免疫反应介导的慢性进行性肝脏炎症性疾病，以血清转氨酶升高、高 γ－球蛋白血症、自身抗体阳性为组织学特征，以淋巴细胞、浆细胞浸润为主的界面性肝炎为临床特征，晚期可快速进展为肝硬化和肝衰竭。该病在世界范围内均有发生，在欧美国家发病率相对较高，在我国其确切发病率和患病率尚不清楚，但国内文献报道的病例数呈明显上升趋势。

本病多发于女性，男女之比约为 1∶4，10 ～ 30 岁及 40 岁以上为两个发病年龄高峰。大多数患者表现为慢性肝炎，约 34% 的患者无任何症状，仅因体检发现肝功异常而就诊；30% 的患者就诊时即出现肝硬化；因呕血和（或）黑便等失代偿期肝硬化的表现而就诊的患者约占 8%；部分患者以急性甚至暴发性起病（约占 26%），其转氨酶和胆红素水平较高，临床进展凶险。

约 17% ～ 48%AIH 患者合并其他自身免疫性疾病，常见的有类风湿关节炎、甲状腺炎、溃疡性结肠炎、1 型糖尿病等。

14 什么是门脉高压症

门脉高压症是指由门静脉系统压力升高所引起的一系列临床表现，是各种原因所致门静脉血循环障碍的临床综合表现，是一个临床病症，而不是一种单一的疾病。所有能造成门静脉血流障碍和（或）血流量增加的因素，均能引起门脉高压症。中国历代医家对其并无认识，但是在“鼓胀”“积聚”“血证”等病中对门脉高压的症状常有所涉及。

门脉高压症多有肝硬化的病史，其主要的临床表现有侧支循环的建立和开放、脾肿大和脾功能亢进以及腹水等三大临床表现，其他尚有蜘蛛痣、肝掌和肝功能减退的表现。门静脉高压症主要的并发症有肝性脑病、上消化道出血等。

15 腹水的成因及诊断要点

腹水仅是一种病症，导致腹水产生的病因很多，比较常见的有心血管疾病、腹膜疾病、肾脏疾病、营养障碍、恶性肿瘤等，当然也包括肝脏疾病。腹水的诊断除影像学检查外，主要依据腹部叩诊。

根据其性状特点通常分为漏出性和渗出性两大类。漏出性多为肝源性、心源性、静脉阻塞性、肾源性、营养缺乏性、乳糜性等；渗出性腹水多为自发性细菌性腹膜炎、继发性腹膜炎（包括癌性腹水）、结核性腹膜炎、胰源性、胆汁性、乳糜性真菌性腹膜炎等。

对腹水患者的临床诊断，除了腹水外，还得结合原发疾病的症状、体征。心脏疾病引起的腹水还可伴见发绀、周围水肿、颈静脉怒张、心脏扩大、心前区震颤、肝脾肿大、心律失常、心瓣膜杂音等体征。肝脏疾病引起的腹水还可伴见面色晦暗或萎黄无光泽，皮肤巩膜黄染，面部、颈部或胸部可有蜘蛛痣或有肝掌，腹壁静脉曲张，肝脾肿大等体征。肾脏疾病引起的腹水还可伴见面色苍白、周围水肿等体征。面色潮红、发热、腹部压痛、腹壁有柔韧感可考虑结核性腹膜炎患者。有消瘦、恶病质淋巴结肿大或腹部有肿块多为恶性肿瘤。

16 为什么服用核苷类抗病毒药时不能擅自停药

随着核苷类抗病毒药的不断上市，抗病毒的理念持续深入人心，同时也伴发了很多停药事件，很多肝损害乃至肝衰竭都是由此引发，这是由于不了解核苷类药的作用原理而导致的。核苷类药物并非直接杀灭乙肝病毒，它主要是通过“偷梁换柱”竞争性的抑制来阻断乙肝病毒的合成，它只能把病毒抑制到最低浓度，却不能将其“赶尽杀绝”，乙肝病毒的复制母版即 cccDNA 存在于细胞核中，核苷类药对它无能为力。如果看到肝功能正常、血清 HBV DNA 阴性就认为乙肝已经治好了，于是自行停药的后果是可怕的。停药标志着“推倒了第一张多米诺骨牌”，乙肝病毒大量复制开始了，随之而来的就是乙肝复发，甚至重症肝炎暴发。可见，乙肝治疗需要“长治”才能“久安”，切忌自行停药。

17 乙肝疫苗如何使用

目前，乙型肝炎疫苗已经纳入计划免疫管理，主要用于阻断母婴传播和新生儿预防。其次，需要接种的人群包括学龄前儿童、HBsAg 阳性者的家人及其他从事感染乙肝危险职业的人，如密切接触血液的人员、医护人员、血液透析患者等。

（1）新生儿：父亲或母亲有一方是 HBsAg 阳性的新生儿在出生 24 小时内应联合接种乙肝疫苗（出生后 0、1、6 个月后共注射三次）和乙肝免疫球蛋白。

（2）学龄前儿童：建议检查乙肝两对半，如 HBsAg 及抗 HBs 均阴性，可注射疫苗。

（3）成年人：由于成年人中大多数已接触过乙肝病毒，易感者均为少数人。因此，接种前应先检测 HBsAg 及抗 HBs，两者均阴性时再进行接种，可采取 0、1、6 个月各注射 10μg 的方案。

18 为什么说肝纤维化是可逆的

肝脏在遭到各种致病原侵袭时，会引起肝脏损害与炎症反应，与此同时，肝组织免疫系统被激活，参与组织的修复。这种组织修复过程正常则促进了肝细胞的修复，但过度及失控时肝组织内细胞外基质过度增生与异常沉积，导致了肝脏结构的改变和肝功能异常，这个病理过程轻者称为肝纤维化，重者使肝小叶结构改建，最终形成假小叶及结节，成为肝硬化。肝纤维化是多种原因所致慢性肝病发展为肝硬化及肝癌的中间阶段，不是一种疾病，而是一个病理过程。其病因及致病机制较为复杂。肝纤维化的形成原因牵涉多方面的因素，有研究表明，肝纤维化是以胶原为主的细胞外基质（ECM）在肝内过度沉积为特征，过多 ECM 沉积的主要来源是肝星状细胞（HSC），HSC 活化增殖导致肝细胞损伤向肝纤维化方向发展。如果在肝纤维化的早期阶段及时诊断和处理，阻断其病理进展，就可望防止肝硬化的发生。所以我们说肝纤维化是可逆的。

19 什么是肝肾综合征

肝肾综合征（HRS）是慢性肝病患者出现进展性肝衰竭和门静脉高压时，以肾功能不全、内源性血管活性物质异常和动脉循环血液动力学改变为特征的一组临床综合征。当然也可发生在急性肝衰竭的发病过程中。

肝肾综合征不等于慢性肾病，患者往往原先肾功能完全正常，出现氮质血症和少尿的进程较缓慢，可于数月、数周内出现肾衰，但也可于数日内迅速出现，表现为进行性及严重的少尿或无尿及氮质血症，并有低钠血症和低钾血症，严重无尿或少尿者亦可呈高钾血症，甚至可因高血钾而致心脏骤停发生猝死。肾衰继发于肝病加重，但偶也可同时出现，随肾衰出现，肝损害日益加重。针对肝病及其并发症的治疗，改善肝脏功能是肝肾综合征恢复的前提。

20 什么是中毒性肝病

中毒性肝病是由化学物品等毒物所引起的肝脏损害的疾病。这些中毒性疾病大多是职业性的，通常是由自然环境中所存在的化学、物理、生物等亲肝毒物（如磷、砷、四氯化碳等）所致的肝脏病变，主要是细胞毒作用的结果。随着现代化学工业的发展，本病的发生也日渐增多。肝脏是人体最大的解毒器官，当有害毒物进入人体后，同药物一样，首先需要通过肝脏进行分解、排泄，当累积的毒物超出肝脏的解毒能力时，就会出现肝损伤，出现食欲不振、恶心、呕吐、腹痛、肝大、血清转氨酶增高，严重者出现急性肝坏死。

按照这些亲肝毒物对肝脏损害的大小可分为：①剧毒类，如磷、三硝基甲苯、硝基苯、二硝基氯苯、四氯化碳、氯萘、丙烯醛等。②高毒类，如丙肼、苯胺、四氯乙烷、二氯甲烷、二氯乙烯、二甲基甲酰胺、氯仿、二甲基甲酰胺、砷化氢、砷、锑、汞、硒等。③低毒类，如二硝基酚、甲苯二胺、二氯苯、氯苯、氯甲烷、DDT、六六六、苯、乙烯、乙醚、有机磷、氰化物、丙烯腈、铅、铬、铍等。急性中毒性肝病的临床症状和体征与急性病毒性肝炎类似，少数重症患者可发生急性黄色肝萎缩，病理上以肝细胞脂肪变性和坏死为主。慢性中毒性肝病的病理变化为脂肪聚积和纤维化，临床表现与慢性病毒性肝炎类似，重症患者可发展成肝硬化。

中毒性肝病的病因相对于药物性肝病比较明确，诊断上主要靠临床表现如肝区压痛、黄疸、肝肿大及胃肠道症状等，再结合患者本人所接触的环境等就可以做出明确的诊断。尽早脱离所接触的毒物并及时予以对症处理，预后良好，仅少数导致慢性肝病，死亡率很低。

21 什么是肝脓肿

肝脓肿多是由阿米巴原虫或细菌感染所引起，在患者抵抗力下降的情况下，肝脏的网状系统对细菌失去吞噬作用，发生炎症改变，形成化脓性病灶。

由于肝脏内管道系统丰富，包括胆道系统、门脉系统、肝动静脉系统及淋巴系统，从而大大增加了微生物寄生、感染的概率。肝脓肿常分为三种类型，其中细菌性肝脓肿约占 80%，常为多种细菌所致的混合感染，10% 约为阿米巴性肝脓肿，真菌性肝脓肿低于 10%。肝脓肿多发于 60 ～ 70 岁人群，无明显性别差异，但男性的预后相对较差。肝脓肿如果不做任何处理其死亡率极高，最常见的死亡原因包括脓毒血症、多器官功能衰竭及肝功能衰竭。

肝脓肿常见的临床表现包括高热、寒战、肝区疼痛、乏力、食欲不振、恶心和呕吐等消化道症状。大多数患者白细胞明显升高，总数可达（20～30）×10^9/L，肝酶、胆红素、碱性磷酸酶可升高。X 线检查可见肝阴影增大、右膈肌抬高、局限性隆起和活动受限，或伴有右下肺不张、胸膜反应或胸腔积液甚至脓胸。少数产气性细菌感染或与支气管穿通的脓肿内可见气液面。结合腹部 BUS 及增强 CT 扫描，基本上可以明确诊断。

22 什么是血吸虫病

血吸虫病是血吸虫寄生于人体门静脉系统，严重危害劳动人民身体健康的疾病，属于地方性寄生虫病。临床上以腹泻、肝脾肿大、肝硬化或血尿等为特征。急性期以发热、皮炎、肝肿大、压痛、腹泻或排脓血便为主要表现，伴有周围血中嗜酸粒细胞显著增多；慢性期以肝脾肿大为主；晚期以肝脏门静脉周围纤维化为主，可发展为门静脉高压症、巨脾和腹水。血吸虫病主要引起肝纤维化，并进展为干线型肝硬化。血吸虫性肝硬化多见于血吸虫病的晚期，是由虫卵大量沉积引起肝内纤维化，重者可引起干支闭塞，这些团块的收缩可使肝脏变形，由于肝腺泡的主要血供来自门静脉小支，血供营养不良可致肝细胞萎缩、脂肪变性和非特异性变性，肝小叶有塌陷和纤维隔形成。

中医称之为蛊虫，病程超过 6 个月，以腹痛、腹泻、消瘦、贫血等为主要表现者称之为慢性蛊虫病。急性蛊虫病指感染蛊虫疫毒初期，以肤痒、咳嗽、发热、腹痛、腹泻等为主要表现者。本病多发生于夏秋季，病机特点初期由于表里受邪；中期由于肝脾受损，肺朝百脉，蛊毒虫邪随血脉传播，引起脏腑器官受损；末期由于水裹气结血凝，肝脾郁滞日久，由气郁血瘀进一步酿成气结血凝，而结为痞块。分为肝脾湿热、肝郁脾虚、瘀血内阻、水湿停滞、肝肾阴虚及肾阳亏损六型。本病治疗原则：急性期以杀虫、解蛊毒为主，辅以解表清里，缓解期以滋养气阴为基本治则。力求灭虫彻底，以达到根治目的。

23 什么是肝吸虫病

该病是由华支睾吸虫寄生在人体肝内胆管所引起的慢性寄生虫病，成虫寄生在人体的肝胆管内。该病是人因为食用了未煮熟的含有活蚴的淡水鱼虾而感染，是我国南方常见的寄生虫病之一。临床表现主要为上腹隐痛、肝肿大、消化不良等，严重者可导致胆囊炎、胆结石、肝硬化，儿童严重肝炎可引起营养不良和发育障碍。

患华支睾吸虫的人和哺乳动物，如猫、狗、猪、鼠等，是本病的传染源。传播途径：带有华支睾吸虫虫卵的粪便污染水源，虫卵可先后感染螺和鱼虾。人主要通过食入含华支睾吸虫囊蚴的生鱼虾而感染。如广东、广西等地区居民喜食“生鱼粥”，江浙一带居民喜食“醉虾”，因而易感染本病。另外，生鱼虾中的囊蚴污染厨具和饮水等也可造成感染。感染率高低与饮食习惯有关。人感染后可产生抗体，但对再感染没有免疫力。

根据其病程，可分为急性肝吸虫病和慢性肝吸虫病。

急性肝吸虫病：主要临床表现为发热，体温最高可达39℃以上，常伴有畏寒和寒战。多数患者以上腹痛为首发症状，腹痛、腹泻，症状似急性胆囊炎。肝区疼痛和肝脏肿大，以肝左叶肿大为主，常伴有明显的触痛，主要与肝内胆管炎症有关；荨麻疹过敏症状。

慢性肝吸虫病：反复多次感染或急性期未得到及时治疗，均可演变为慢性华支睾吸虫病。一般其病隐匿，症状复杂，常伴有急性期的症状，亦有无明显临床症状而以肝硬化呕血为首发症状者。临床上可将慢性华支睾吸虫病分为肝炎型、无症状型、胃肠炎型、胆囊胆管炎型、营养不良型、肝硬化型、类侏儒型。

24 什么是肝包虫病

肝棘球蚴病，俗称肝包虫病，是一种以狗为终宿主的畜牧区常见寄生虫病，可通过直接感染（与狗密切接触）、呼吸道感染（虫卵随风进入呼吸道）、消化道感染（食用虫卵污染的食物或水源）等方式寄生于人体内各部位，但以肝脏最常见。细粒棘球绦虫引起的肝囊型棘球蚴病和多房棘球绦虫引起的肝泡型棘球蚴病在临床上最为常见。多流行于我国西北地区和内蒙古、四川西部地区。中医学对人体寄生虫早有认识和描述，属中医“虫积”“虫鼓”范畴。

犬绦虫寄生在狗的小肠内，狼、狐、豺等野生动物也可称为其终生宿主，虫卵随粪便排出体外，污染其皮毛、牧场、畜场、土壤、蔬菜和饮水等，虫卵被人或羊、牦牛等其他中间宿主吞食后，即被感染。虫卵在肠内消化液作用下，蚴脱壳而出，穿过肠黏膜，进入门脉系统，大部分留滞于肝内。蚴在体内发育 3 周成为包虫囊。包虫囊肿在肝内逐渐长大，引起邻近脏器的压迫症状，并可发生感染，也可破裂播散及导致空腔脏器阻塞等并发症。

患者常病程较久，呈渐进性发展，就诊患者以 20 ～ 40 岁居多。肝囊型棘球蚴病多位于肝脏表面，肝棘球蚴囊极度肿大时，右上腹可触及囊性无痛性包块，表面光滑、质地坚韧，有饱胀牵拉感。若肝棘球蚴囊向下生长，最终压迫胆总管，可导致阻塞性黄疸，若压迫门静脉可导致门脉高压，出现腹腔积液。若进一步继发感染和破裂，临床表现为高热，肝区疼痛，肝肿大伴随压痛，囊液破入腹腔或胸腔，可引起过敏性休克，以上均为继发性棘球蚴病。

25 什么是肝胆蛔虫病

蛔虫病是由于食入含有蛔虫卵的生冷蔬菜、瓜果或其他不洁食物而引起。蛔虫感染较为普遍，常见于农村，儿童感染较成人更为多见。各地主要的感染季节不尽相同，全年均可感染，一般认为，我国大部分地区以春、夏季为主。蛔虫喜温，恶寒怕热，性动好窜，善于钻孔，蛔虫即易在腹中乱窜而引起多种疾病。蛔虫从小肠逆行进入胆道，引起胆管和奥狄括约肌痉挛，以患者突然发作的上腹部疼痛为主要临床特点。中医学认为，本病系饮食不洁，致肝胆气机失常，蛔虫窜入胆道，阻滞气机，不通则痛而发病。属于中医“蛔厥”范畴。轻者无任何症状，重者经常腹痛，食欲不振。蛔虫感染小儿后，生长发育可受到影响，比如临床会出现面黄肌瘦、营养不良、发育迟缓等。

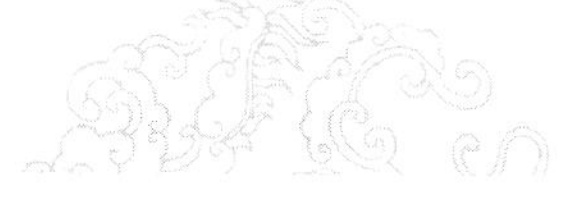

第六章 对肝有损害的药物和食物

1 哪些抗生素可能导致肝损害

抗微生物药，包括氨苄青霉素、羟氨苄青霉素、羟苄青霉素、克林霉素、利福平、异烟肼可引起肝细胞型损害；氯霉素、磺胺类、硝酸呋类、对氨基水杨酸类、灰黄霉素可引起肝细胞－毛型或肝细胞型损害；四环素可引起脂肪坏死；红霉素、无味红霉素和三乙酰竹桃霉素可引起肝细胞－毛细胆管型损害；二性霉素 B 可引起变态反应性肝炎伴肝脂肪变性。

2 如何防止“药物性肝损害”

所谓治病求“本”，药物性肝病的“本”就是药物，因此避免服用对肝脏有损害的药物是最主要的预防方式。那么究竟哪些药物对肝脏有损害呢？如果服用不合理，有六类药物最容易损伤肝脏引发“药物肝”，包括抗结核药、降血脂药、抗生素、肿瘤化疗药、解热镇痛药、安眠药。平常的时候，如果我们自己感冒发烧头痛了，有些人就会经常自己到药店买药，但是这些药到底能吃吗？许多感冒药在各大市场和药房都有大量销售，比如人们都熟知的快克、康必得、新康泰克、白加黑、感康、感冒通、泰诺、日夜百服宁、泰克、感诺、感冒清热冲剂等各种产品，通常这类药品都会含有解热镇痛成分，最多的就是对乙酰氨基酚。对乙酰氨基酚是引起药物性肝损害的头号杀手，当过量或者长期服用时会引起肝损伤。因此正确的做法是：生病了一定要看医生，遵照医嘱服药，不要道听途说，胡乱吃药或偏方。另外如雌激素，虽然目前的医学认为更年期妇女服用雌激素后能降低患乳癌等恶性肿瘤的风险，但同时也会出现肝毒性，若不服用，就得忍受心悸、潮热、出汗、失眠等更年期症候群的痛苦与不便。因此，吃不吃药，需由当事人自己仔细思考，并参考医生的专业意见。

3 长期服用中药会导致肝损害吗

药物是一把双刃剑，中草药也是一样，既能治病，也具有毒性，用之不当也可损害身体。古人依据几千年的临床实践，把药物分为大毒、常毒、小毒和无毒四类，并总结出“大毒治病，十去其六；常毒治病，十去其七；小毒治病，十去其八；无毒治病，十去其九”的治疗原则。因此，如果用有毒的药物治疗疾病，收到相应的效果后就应停药，无毒的药物也不应久用。有文献报道：苦杏仁、蟾酥、木薯、广豆根、北豆根、毛冬青、何首乌、土三七、黄药子、川楝子、天花粉、补骨脂、白鲜皮等中药若使用不当可导致肝损害。

4 抗结核药对肝脏有损害吗

抗结核药物性肝损害的发生率为3%～10%。肝损害频率高的药物有利福平、丙硫异烟胺、吡嗪酰胺、氨硫脲、对氨基水杨酸等；导致肝损害频率低的药物有异烟肼；基本不发生肝损害的药物有链霉素、卡那霉素、卷曲霉素、紫霉素、乙胺丁醇、环丝氨酸。药物性肝损害的治疗关键是停用并防止重新给予引起肝损害的药物，早期清除和排泄体内药物，加强支持治疗，卧床休息，密切检测肝功能等指标。

5 感冒药会引起肝损害吗

感冒药使用不当也会造成肝损伤，主要是由于乙酰氨基酚会造成肝脏损害。然而并非所有的人服用感冒药都会引起肝损。感冒药的用量用法非常重要。建议避免出现如下情况。

（1）在24小时内服用的含对乙酰氨基酚的药物超过处方剂量。

（2）同时服用一种以上含对乙酰氨基酚的药物。

（3）在服用含对乙酰氨基酚的药物时饮酒或含酒精饮料。

6 肝硬化患者应禁忌哪些食物

（1）忌吃过硬、粗糙食物：血吸虫性肝硬化晚期多伴有门静脉高压，容易引起上消化道出血，是肝硬化患者的常见并发症和死亡原因之一。

（2）忌食辛辣刺激的食物：肝硬化常常并发胃黏膜糜烂和溃疡病。辛辣食物，会促使胃黏膜充血、蠕动增强，从而诱发上消化道出血，引起肛门灼痛和大便次数增多，加重痔疮，引起肛裂。

（3）忌酒：长期饮酒，尤其是烈性酒，可导致酒精性肝硬化。可使血吸虫性肝硬化患者病情加重，酒能助火动血，并容易引起出血。另外酒精对肝细胞有直接毒性作用。

（4）忌高盐饮食：肝硬化患者应严格控制食盐的摄入量。肝硬化无腹水或肝腹水轻微者，每日吃盐不得超过5g；水肿严重者，盐的摄入量不得超过每日1g。

（5）忌食过多的蛋白质：适量蛋白质可以提高血浆蛋白含量，防止或减少肝脏的脂肪浸润，还可以促进肝组织恢复和再生。但过量的蛋白质在体内产生过多的氨，肝脏不能将其转化为无毒物质排出，最终结果是导致肝昏迷。如果已经发生过肝昏迷或有肝昏迷前兆的患者，应严格限制蛋白质的摄入量，每天每千克体重不应超过0.5g。可见，对肝硬化患者，根据病情适当调整蛋白质摄入量有着非常重要的意义。

（6）忌食过多的糖：肝硬化患者由于肝细胞遭到严重破坏，肝脏将单糖合成糖原贮存和将一部分单糖转化为脂肪的功能已降低。此时，若长期大量地吃糖，可能会出现糖尿并发肝性糖尿病，不利于肝硬化的治疗。

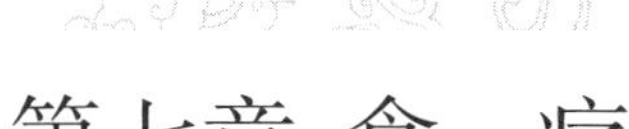

第七章 食 疗

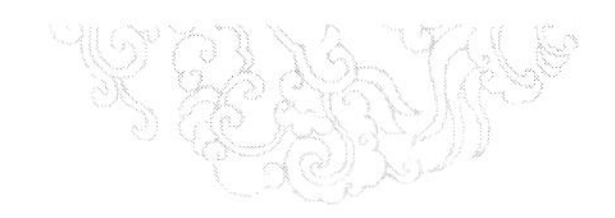

1 急性肝炎患者如何饮食调养

在病毒性肝炎的发作期饮食宜以清淡为主，不食油腻、刺激、煎炸之品，忌食热性的食物（羊肉、狗肉、韭菜、龙眼、荔枝等）。急性病毒性肝炎患者急性期应以流质、半流质为主，或食用软饭以及减少胀气的食物。少食多餐，不宜进食油腻食物。禁止饮酒吸烟，酒精可以加重肝脏急性损伤。另外，根据自身食欲和消化功能来选择脂肪的摄入量，不能吃过多的肉类、糖类，过咸、过甜都要尽量忌口。患者还可适当食用新鲜蔬菜或水果，以补充维生素和微量元素。

在恢复期除服用维生素类保健品外不宜过早服用其他保健品，因为很多物质需要经肝脏代谢，可能加重肝脏的负担，造成肝脏损害，影响肝功能，也可以导致病情复发。急性病毒性肝炎患者进补要征求医生意见，原则上肝功能正常以后半年方可进补。此外，要严格遵照医嘱，尽量避免随意服用、漏服、停服、任意加减药物等，这些做法都会引起严重问题，影响后续治疗效果。

对于疾病趋向稳定但留有一些黄疸的患者，可选择一些药粥调养：如服茵陈 15 ～ 30g 泡茶，具有退黄解毒的作用；目视不清的患者可饮用枸杞菊花茶，枸杞子 10g，菊花 8 朵，用开水冲服，具有清肝明目的作用；肠胃不适，舌苔厚腻的患者可食用薏仁茯苓粥，具有健脾利湿的功效，具体做法是将同等份量的薏苡仁、大米和茯苓同煮，或食用茯苓山药汤，具有益气健脾的功效，做法是将茯苓磨粉，入山药汤；情绪忧郁可以服用玫瑰花，具有疏肝利胆的功效。

2 慢性肝炎患者应该如何调理饮食

（1）慢性病毒性肝炎的饮食原则：适量蛋白、低脂肪、低糖、丰富维生素，最大限度减轻肝脏负担，以达到保护肝脏的目的。慢性病毒性肝炎以护肝为主，食用新鲜蔬菜和水果。对伤肝动火的食物，需避免食用。应忌食的热性食物包括羊肉、狗肉、韭菜、龙眼、荔枝等。慎用补品，禁酒，忌壅滞燥热，忌暴食过饱，忌肥甘油腻，腌制品也属不宜食用的范围，忌滥用药物。

（2）海鲜好吃，患者不宜：慢性病毒性肝炎患者应避免食用海鲜食物。有研究表明海鲜食物中的某些较大的蛋白质颗粒能进入血液引起机体致敏，当再次进食这些食物时，就可引起机体发生抗原抗体反应，使组织细胞，如肥大细胞和嗜碱性粒细胞等释放组胺、缓激肽、慢反应物质和前列腺素等介质，从而导致血管、皮肤、胃肠道等发生变态反应，出现相关病变。在整个变态反应中，肝脏是主要的参与器官。因此，肝脏受损在所难免。尤其是原有肝病的患者，参与变态反应的过程中可使病情加重，或者原病情已稳定的患者，可能再次复发疾病。

（3）肝病患者宜多食醋：慢性肝炎患者还可经常适量吃点醋，中医认为“酸入肝”“补肝用酸味”。醋除了可以作为肝经的引经药之外，还有活血消食、散瘀化积、软坚解毒等作用。同时醋能增加胃液的分泌，当慢性肝病患者食欲减退时，用醋烹调食物，或用食物蘸点醋吃，可明显增加胃液分泌，帮助食物消化，从而增进食欲，提高胃肠道的抗感染能力。同时能改善人体脂肪代谢。但如果伴有胃十二指肠溃疡或胃酸过多的患者则不宜食用过多的醋。

（4）肝炎患者要禁酒：酒的主要成分是乙醇，乙醇在肝脏内可以转化为乙醛，它们对肝脏有直接的损害作用，使肝细胞发生变性和坏死。慢性肝病患者肝脏本身已有病变，再饮酒可谓雪上加霜，可加重肝病病情，导致疾病的进展，加速向肝硬化，甚至肝癌方向演变。慢性肝病患者必须禁酒，哪怕带酒精的饮料都在禁忌范围内。

（5）吸烟增加肝脏负担：肝炎时肝细胞的解毒功能明显减退，吸烟会导致人体免疫功能的下降，增加肝脏的负担，加重肝细胞的损害。因此，肝炎患者应该逐步戒烟。

3 肝纤维化患者如何饮食调养

（1）合理食用蛋白质：肝脏是蛋白质合成的场所，每天由肝脏合成白蛋白质 11 ～ 14g。当肝纤维化时，肝脏就不能很好地合成蛋白质了。这时就需要合理安排蛋白质的摄入，既要保证足够的营养，又得防止过多摄入蛋白质加重肝脏负担。可以选择容易消化的优质蛋白质，如河鱼、虾、精肉、鸭子、鸽子，每天保证吃点但要控制总体的摄入量。

（2）少量脂肪适宜：肝纤维化的患者，害怕吃脂肪，其实脂肪不宜严格禁止，可以少量吃。但当合并胰腺功能不全，胆汁分泌减少，淋巴管或肝门充血等原因，出现脂肪痢，对脂肪吸收不良时，应控制脂肪量。但如果患者没有上述症状时，并能适应食物中的脂肪，为了增加热量，脂肪不易严格禁止，可以少量食用。若为胆汁性肝硬化患者则必须采用低脂肪、低胆固醇膳食。

（3）碳水化合物要充足：摄入充足的碳水化合物能使体内充分地贮备肝糖原，防止毒素对肝细胞损害，每天可吃淀粉类食物 250 ～ 350g 左右。

（4）锌、镁需适当补充：肝纤维化的患者普遍血锌水平较低，尿锌排出量增加，肝细胞内含锌量也降低，需适当食用瘦猪肉、牛肉、蛋类、鱼类、紫菜、海带等含锌量较多的食物，同时可以预防口腔溃疡的发生。可以多食用绿叶蔬菜、豌豆、乳制品和谷类等食物，防止镁离子的缺乏。

（5）补充维生素：增加体内维生素 C 浓度，可以保护肝细胞抵抗力及促进肝细胞再生。因为维生素 C 直接参与肝脏代谢，促进肝糖原形成。同时可以吃些粗粮（麦片、黑米、薯类等），但要煮软或熬粥吃，以保证维生素 B_1

的摄入。

（6）忌酒：当饮酒时，血锌量会继续降低，造成锌摄入不足，同时直接损害肝脏，影响药物的药代动力学，导致药效降低。所以肝病患者必须戒酒。

4 肝硬化腹水患者如何限制盐的摄入量

出现腹水或水肿，就必须限制食盐的摄入量。水肿明显时，应每天限制在 1g 以下，严重水肿患者要求无盐饮食。待尿蛋白量减少，水肿减轻后，食盐量可适当逐步增加，但也不应每日超过 5g。低盐饮食的目的是减少人体体内水、钠的潴留，使水肿消退，血压下降。

可能有的患者会说盐放太少了，吃饭没有味道，其实只要改变吃法，低盐饮食也不会太难吃，比如可以每天将 1 ～ 2g 盐（小号牙膏盖装满时约为 1g）放在小碟里，不放在菜里，用菜蘸着吃。其他时候可以吃点甜食，这样 1 天的食盐摄入总量不变，但能尝到咸味，而且还可以刺激食欲。但要特别强调，不能吃咸菜、榨菜等腌制品，也不能吃紫菜、菠菜、油菜、芹菜、茴香、萝卜、金针菜等。因为这些食物含钠量较高，多吃就等于多增加了食盐量。

5 肝硬化患者如何饮食调养

在肝炎后肝硬化及肝功能出现异常的发作期，以低脂肪、适量蛋白、高维生素和易于消化饮食为宜。做到定时、定量、有节制。每天保证适量的豆制品、水果、新鲜蔬菜，适当进食糖类、鸡蛋、鱼类、瘦肉并忌烟酒。当肝功能显著减退，出现腹水并有肝昏迷先兆时，应对蛋白质摄入适当控制，提倡低盐饮食或忌盐饮食。食盐每日摄入量不超过 1 ～ 1.5g，饮水量在 2000mL 内，严重腹水时，食盐摄入量应控制在 500mg 以内，水摄入量在 1000mL 以内。出现肝昏迷前驱症状的患者，严格控制动物蛋白质的摄入，避免发生负氮平衡。即使使用降氨药物治疗后血氨下降至正常，也不能过快或过多地补充动物蛋白质。同时应忌辛辣刺激之品和坚硬生冷食物，不宜进食过热食物以防并发出血。尤其要忌食猪肥肉、鹅肉、竹笋等食品。猪肥肉是一种高脂肪食品，会增加肝炎及肝硬化者的肝脏负担，尤其是慢性肝炎和肝硬化湿热内蕴之人，更应忌食。而竹笋难以消化，《随息居饮食谱》中所说："竹笋能发病，诸病后产后均忌之。"现代医学则认为竹笋中含较多的粗纤维。严重肝病及肝硬化者，由于食道及胃底静脉曲张，大量的粗纤维对病情不利，会有诱发胃部大出血的隐患，凡肝病所致门静脉高压者不宜食用，如果出现肝昏迷则应该禁食。

6 肝硬化患者适合何种药膳

（1）黑鱼赤豆汤：肝硬化恢复期还留有少量腹水的患者，可以食用黑鱼赤豆汤。将黑鱼除鳞、鳃及内脏，洗净，入锅，加入浸泡的赤小豆，加水足量，先用大火煮沸，烹入料酒，加葱花、姜末，改用小火煮 1 个半小时即可。具有利胆除湿、补脾利水的功效。

（2）归芪兔肉汤：适合肝硬化肝掌、蜘蛛痣明显的患者食用。将兔肉 500g 洗净切块，当归、黄芪各 20g 洗净切片，装入纱布袋中，扎紧袋口，同放于砂锅中炖，具有补气益肾、活血化瘀的作用。

（3）健脾消食茶：有腹胀厌食的患者，可以用陈皮、山楂、六曲各 12g 煎水代茶。具有良好的健脾消食功效。

7 肝硬化腹水的患者适合什么药膳

（1）赤小豆鲤鱼汤：取鲤鱼 1 条（重约 500g），赤小豆 50g，茯苓 50g，薏苡仁 30g，白术 10g，荷叶梗 10g，甘草 6g，调料适量。鲤鱼去鳞、鳃，剖腹去内脏，洗净，滤干，切成薄片。赤小豆、薏苡仁除去杂质，洗净后倒入大砂锅内，加冷水浸没约半小时。先用旺火将水烧开，再改用小火煮 1 小时，倒入鲤鱼块，加入茯苓、白术、荷叶梗、甘草、黄酒 1 匙、生姜 3 片，继续慢炖 1 小时，至鱼、豆均酥烂时离火即可。本方适用于脾虚湿盛型的患者。

（2）黑豆麻鸭汤：麻鸭半只（重约 250g），黑豆 250g，茯苓 50g，枸杞子 15g，调料适量。麻鸭剖腹去内脏，洗净，滤干，切成小块状。一起倒入大砂锅内，先用旺火烧开半小时，后改小火并放入黄酒 1 匙、生姜 3 片慢炖 1 小时，去渣取汤 200mL。本方适用于脾肾阳虚型的患者。

8 门脉高压症患者如何饮食调养

门脉高压症患者必须养成规律的进食习惯，少食多餐，忌暴饮暴食，饮食宜清淡，少吃盐。肝功能损害较轻者，可酌情摄取优质高蛋白饮食；肝功能严重受损及分流术后患者，限制蛋白质的摄入，以免诱发肝性脑病；有腹水患者限制水和钠的摄入。少量多餐，进食一些五谷粗粮、瓜果蔬菜等，但食物宜去渣煮软，最好打碎，避免粗糙、干硬及刺激性食物，刮到食管和胃底暴露的血管，以免诱发大出血。莲藕、山药、莲子有补益脾胃的作用，经常食用有好处。

9 如何调整膳食结构，预防发生脂肪肝

随着经济的发展和人民生活水平的极大提高，现在人不仅要吃饱，更是要吃好，要吃出营养，吃出科学，吃出健康。然而，在过去的一个很长时期里人们对营养知识的匮乏，对科学用膳的不了解，不仅没从吃中获得更多的营养素，反而吃出了很多“富贵病”，如高脂血症、脂肪肝、高血压等代谢综合征相关疾病。相关研究表明，我国人群膳食结构中营养素摄取存在的主要问题是摄入的脂肪、盐、糖食过多，而优质蛋白质、矿物质、维生素等却摄入不足。因此，我们要改正不良的饮食习惯，形成合理的膳食结构。保证必要的热量、蛋白质和脂肪摄入，减少油炸、高脂肪和高热量食物的比例，忌酒，增加膳食纤维和粗粮的比例，对防止疾病发生有重要意义。

合理的营养饮食可以提高人体预防疾病的能力，促进疾病的康复。《黄帝内经》曰：“五谷为养，五果为助，五畜为益，五茶为充，气味合而服之，以补精益气。”这是古人对营养饮食原则的精辟论述。而“虚则补之，药以祛之，食以随之”更进一步指出了疾病除了药物治疗之外，还应重视营养饮食。

脂肪肝患者尤其要注意饮食。提倡高蛋白质、高维生素、低糖、低脂肪饮食。不吃或少吃动物性脂肪、甜食（包括含糖饮料）；少吃或不吃零食，睡前不加餐；多吃青菜、水果和富含纤维素的食物，以及高蛋白质的瘦肉、河鱼、豆制品等。

在不影响患者胃肠功能情况下，可以喝淡的绿茶、普洱茶、菊花茶、山楂茶以调节血脂，助于疾病康复。

10 服用利尿剂应注意什么

利尿药可以加速水分从肾脏的排出，减轻腹水症状。但是一般情况下应联合使用保钾和排钾利尿药，或者联合使用作用于肾脏不同部位的利尿药，这样既可以达到最佳的利尿效果，又不容易发生电解质紊乱，尤其可以防止出现血清钾离子的增高或降低。利尿药的种类与剂量因人而异，因腹水多少而异，因原发病而异。因此，并非利尿药的用量越大，腹水消退越明显，且腹水消退以后要慢慢停药，以利巩固疗效。

11 酒精性肝硬化患者该如何调养

酒精性肝硬化的养生防治原则是：立刻戒酒，防止病情进一步加重。积极保肝治疗，增强抵抗力，杜绝其他肝病的发生。

酒精性肝硬化患者补充蛋白质可食用蛋、奶、鱼、瘦肉和豆制品，补充维生素宜多食新鲜蔬菜和水果。特别注意补充B族维生素和维生素A、维生素C。如伴便秘者，可食用香蕉、蜂蜜、芝麻、麻油等保持大便通畅，减少氨的积聚，防止肝昏迷。应绝对禁酒和刺激性食物，少食肥腻多脂和高胆固醇类的食物。有腹水时，应忌盐或低盐饮食；肝昏迷时，应禁食；根据食道静脉曲张的程度分别给流质或半流质或软食，忌食坚果、油炸以及坚硬的食物；出现消化道出血时则应暂时禁食；晚期肝硬化并有肝昏迷前驱症状者，应严格限制蛋白质摄入。此外含有廿碳五烯酸的沙丁鱼、青花鱼、秋刀鱼和金枪鱼，能够抑制血小板聚集，肝硬化患者凝血因子生成障碍，血小板数本来就较低，若进食含廿碳五烯酸多的鱼，血小板凝集作用减低，就容易引起出血，所以应该尽量不食用。另外，从中医角度来讲海鱼均为发物，应该避免食用。此外，羊肉、狗肉、韭菜、韭黄等热性食物以及咸鱼、咸肉等过咸的腌制品等也不宜食用。腌腊制品本身含盐量比普通食品高出很多倍，酒精性肝硬化患者食用后极易产生腹水，应该禁食。

在古代医籍中，对忌食的食物也有记载，如《本草经疏》中指出韭菜是“胃气虚而有热者勿服”。《本草求真》亦云：“火盛阴虚，用之为最忌。”对于酒精性肝硬化患者来讲，多有阴虚内热的表现，应当忌食之。同时韭菜里坚韧的粗纤维不易被胃肠消化吸收，这对肝硬化者胃气虚弱之人也极为不利。

对于鸡蛋，唐代食医孟诜曾说：“鸡子动风气，不可多食。”《随息居饮食谱》亦云：“多食动风阻气……疸、痞满、肝郁，皆不可食。”对于肝硬化患者来讲鸡蛋是经济又有效地补充蛋白质的最佳之选，但不可多食。鸡蛋性平，味甘，虽有滋阴润燥、益气补血的作用，但多食会增加消化系统负担，所以切不可多食之，以每天 1 个鸡蛋或 2 个鸡蛋为宜。

《本经逢原》中记载：“蚕豆性滞，中气虚者食之，令人腹胀。”虽其性平，味甘，具有健脾利湿的作用，但又有难以消化之弊，必须适时选食。其他豆类食品选用也要根据患者的体质，若存在腹胀、嗳气者要慎选或暂时停止食用，面食等产气食物也如此。

12 什么是合理饮酒

现代研究证明，长期过量饮用高度数的酒，可使肝细胞反复发生脂肪变性、坏死和再生，最终导致肝纤维化和肝硬化的发生。《本草求真》谓“酒，其味有甘有辛，有苦有淡，而性皆热。若恣饮不节，则损烁精，动火生痰，发怒助欲，湿热生病，殆不堪言”。

（1）注意饮酒量：少量饮红酒或黄酒对于健康人来讲，可以预防心脑血管疾病的发生率，抗氧化，但大量饮酒与酒精性肝硬化的发生有密切关系。酒精之所以损伤肝脏主要是因为乙醇本身及其代谢产物乙醛。正常人每日的乙醇摄入量最好控制在 160g 以内，低于 80g 较为安全，高于 160g 则较易发生肝损伤。

（2）注意饮酒方式：不良的饮酒方式也易引起酒精性肝硬化。一次大量饮酒的危害性远远大于小量分次饮酒，每日饮酒的危害性也比间断饮酒大。

（3）注意不同个体对酒精的耐受度：不同性别诱发酒精性肝硬化的程度不同。女性与男性相比更敏感，即使每日的乙醇摄入量较低，也可引起肝损伤。

总之，饮酒可导致肝超微结构的损伤，酒中的乙醇可激活淋巴细胞，增加乙型、丙型肝炎病毒的致病性，增加内毒素的致肝损伤毒性。炎症时肿瘤坏死因子（TNF）、白细胞介素（TL）等细胞因子增加，乙醇及代谢产物对免疫调节作用有直接影响，可使免疫标记物改变。同时脂质过氧化可促进胶原形成，使贮脂细胞变成肌成纤维细胞，合成层黏蛋白，胶原的 mRNA 含量增加，合成各种胶原。酒中含有铁，铁的摄入和吸收增加，铁颗粒沉着在肝细胞内，刺激纤维增生，加重肝硬化。

计算酒精摄入量并不是按饮酒的量直接计算，而是要套用以下的公式，即摄入的酒精量（克数）= 饮酒量（毫升数）× 含酒精的浓度（%）× 0.8。例如，一次喝 45 度（45%）的白酒 100mL，摄入的酒精量就达 36g（100 × 45% × 0.8）。有研究表明，连续 5 年以上每天摄入酒精超过 40g，即累计 73kg 以上，有 48%的人会患上不同程度的酒精性肝病；而饮酒年数大于 5 年，酒精总摄入量超过 100kg 的酗酒人群中，患病比例更大。当然这不是一个绝对的计算方法，其实酒精对人的影响还要考虑个体的差异，包括性别因素，女性较男性对酒精更为敏感。因此，必须量力而饮。另外原有其他肝病的患者对酒精的耐受更差，必须绝对禁酒。

13 如何解酒护肝

现代人生活压力大，喝酒应酬在所难免，但是我们可以通过饮酒前后的调护来减少乙醇的吸收。

饮酒前，不要空腹饮酒，因为空腹时酒精吸收较快，可以多吃些水溶性的淀粉类食物或喝些牛奶，保护胃黏膜，延长乙醇在体内的吸收时间。饮酒时，首先应避免和碳酸饮料（可乐、雪碧等汽水）一起喝，这类饮料中的部分成分能加快身体内酒精的吸收。慢慢饮酒也能促进酒精分解，缓解在体内堆积。因为饮酒后半小时至 2 小时血液中乙醇浓度可达到顶峰，若放慢饮酒速度，体内就可有更多的时间来分解乙醇，从而减轻对肝脏的损伤。多吃绿叶蔬菜和豆制品能增加抗氧化的作用，补充维生素。此外，豆类中的卵磷脂有保护肝脏的作用。饮酒过程中，适量吃些高蛋白、高纤维素饮食，尤其应补充B族维生素、维生素A、维生素C、维生素K及叶酸等。

以下介绍几种简便有效的蔬果解酒法。

（1）西红柿汁。西红柿汁富含特殊果糖，能促进酒精分解吸收。饮酒后可取西红柿适量洗净切碎榨汁饮用。

（2）荸荠汁。对于烈性酒醉酒者，取荸荠10余只，洗净切碎榨汁后饮用。

（3）蜂蜜水。蜂蜜中含有一种特殊的果糖，可以加速酒精的分解吸收。饮酒后，特别是饮用红酒后，可取蜂蜜适量，温水冲服。

（4）新鲜葡萄。新鲜葡萄中含有丰硕的酒石酸，能与酒中乙醇相互作用，进而形成酯类物质，降低体内乙醇浓度，达到解酒目的。

（5）香蕉。饮酒后吃1～2根香蕉，能增加血糖浓度，从而使酒精在血液中的浓度降低，达到解酒目的，同时也能减轻心悸、胸闷等症状。

总之，要尽量减少乙醇的摄入量，减轻其对肝细胞的损伤，以达到护肝的目的。

14 肝病患者的饮食禁忌是什么

（1）忌酒：酒精可以直接造成肝细胞的损伤，并影响代谢而导致脂肪的堆积，加重病情。

（2）忌食肥甘油腻、煎炸等难以消化的食物。

（3）忌食辛辣刺激的食物。

（4）忌食热性的食物（羊肉、狗肉、韭菜、韭黄等）及水果（龙眼、荔枝、红毛丹等）。

（5）忌食生的海产品。

另外，腹胀时慎食牛奶、豆浆、甜品等产气的食物。

15 为什么肝病患者不宜吃甲鱼

甲鱼营养丰富，然而肝病患者不宜进食，这是为什么呢？这是由于肝病时胃黏膜水肿、小肠绒毛变粗变短、胆汁分泌失常等原因，其消化吸收功能大大减弱。甲鱼含有极丰富的蛋白质，肝炎病人食后，不仅难以吸收，而且会加重肝脏负担，使食物在肠道中腐败，造成腹胀、恶心呕吐、消化不良等现象。严重时，因肝细胞大量坏死，血清胆红素剧增，体内有毒的血氨难以排出，会使病情迅速恶化，诱发肝昏迷，甚至死亡。因此肝病患者不宜食甲鱼。

16 肝病患者可以进补吗

补益法是使用药物的补益作用，以滋补气血、调补阴阳、扶正祛邪的一种治疗方法，但并非任何疾病或疾病的任何阶段都适用补益法。慢性肝病患者常常为虚实夹杂，因此治疗也常常需要攻补兼施。补法只是治疗的一方面，需要掌握尺度，不可一味进补。一般来说，慢性肝炎患者如果出现肝功能波动，或黄疸，包括急性肝炎时，不宜进补，尤其是参茸类，如野山参、白参、红参、鹿茸、鹿角之类。部分慢性肝病患者出现形寒肢冷、纳差、便溏时，应以平补为主，忌用峻补。鳖是一种高级滋补品，但如果患者出现腹胀、纳差等消化不良症状，不宜进食鳖等高蛋白滋补品。对于形体肥胖，食欲良好的慢性肝炎患者应忌用蜂蜜等含糖量高的滋补品。

17 胆石症患者有什么饮食宜忌

胆囊结石患者不能食用胆固醇较高的食物，如动物内脏、蛋黄、深海鱼类及巧克力等。不吃含高脂肪食物，如肥肉、猪油、油煎油炸、烧烤类食品。不应摄入烟、酒、咖啡等，因为这类刺激性物质会导致胃酸分泌过多，胆囊剧烈收缩而诱发胆绞痛。胆囊结石患者可在平时食用瘦肉、河鱼、核桃、黑木耳、海带、紫菜等。要多吃些含维生素的食物，如西红柿、菠菜、白菜、胡萝卜等，平时应多吃些香蕉、苹果等水果。

18 急性胆囊炎患者该如何饮食调养

（1）宜食的蔬果：急性胆囊炎患者发作时可以食用番茄、冬瓜、茼蒿、丝瓜、青菜、菠菜等蔬菜，水果中的西瓜具有清热、除烦、利尿、解毒的功效，对于急性胆囊炎患者较为适宜。另外，玉米具有辅助食疗作用，故胆囊疾病患者可以适量吃点。除此之外，苹果性平，味甘，能增加胆汁和胆汁酸的分泌，以此来减少胆结石的发生，既往有胆囊炎急性发作病史的患者可以每天适量吃些苹果。

（2）不宜食高脂、高胆固醇食物：急性胆囊炎患者应少吃脂肪、胆固醇含量较高的食物，如蛋黄、动物内脏、甲鱼、猪油、五花肉、虾、蟹等。因为脂肪的消化需要胆汁的协同作用，吃了油腻的食物，会促使胆囊收缩，增加胆汁分泌。这时如果已有胆囊结石，胆囊收缩会使结石向胆囊颈移动，结石易嵌在胆囊颈部，导致急性胆囊炎发作。因此，既往有胆囊结石的患者应少吃油腻食物，减轻胆囊负担。

（3）慎食牛奶：牛奶中含有大量不易消化的酪蛋白。此外，牛奶中的脂肪球大，不仅不易被消化，它所含的低价挥发性脂肪酸也较多，会刺激肠道。而且消化牛奶中的脂肪需要胆汁的帮助，饮用牛奶会加重胆囊负担，使病情加重。当然也不是说既往有胆囊炎、胆结石病史的患者绝对不能喝牛奶，但是建议在急性发作期最好不喝，平时也少喝或喝低脂奶粉冲泡的饮品。

（4）忌食辛辣刺激性食物：中医认为胆囊炎多属湿热引起，油腻、辛辣的食物可以助湿生热。因此，建议日常饮食尽量避免食用辣椒、胡椒粉、咖喱粉、芥末等辛辣刺激的调味品。

（5）戒酒：长期饮酒会导致胆管内色素结石的形成，易诱发急性胆囊炎。所以，建议此类人群不要长期大量饮酒，如有嗜酒习惯的患者应为自身健康着想，逐步戒除。

19 如何预防慢性胆囊炎

（1）早餐一定要吃：慢性胆囊炎的重要原因之一就是长期不吃早餐。如果早晨空腹时间过长，胆汁分泌减少，胆汁中胆酸的含量就会随之减少，胆固醇在胆囊中沉积就会形成结晶，长此以往导致胆结石的发生。因此，上班族不管早上多忙碌，一定要吃早餐来促进胆汁流出，降低夜间贮存的胆汁黏滞度。

（2）素食主义不可取：现代人崇尚以“瘦”为美，很多人特别是年轻女性为了拥有苗条的身材，拒绝油脂和荤菜，有些甚至完全以素食为主。这种方法不可取，长期素食不仅会减少身体的营养，不利健康，而且会造成胆囊内胆汁排泄减少，给细菌提供生长繁殖的场所，从而导致慢性胆囊炎的发生。

（3）饮食卫生要注意：蛔虫卵和蛔虫残体为核心的胆结石就是由饮食不洁引起的，因此，预防寄生虫感染就显得尤为重要了。日常生活中我们要勤洗手，不吃生冷和不洁的食物。

（4）甜食美味不过量：过量摄入糖，会使胰岛素的分泌增加，加速胆固醇的积累，胆汁内胆固醇、胆汁酸、卵磷脂三者之间的比例就会失调。此外，过多的糖会自行转化为脂肪，促使人体发胖，引起胆固醇分泌增加，从而促使胆结石的发生。因此，爱吃甜食的人一定要注意控制糖的摄入量。

（5）辛辣食物有危害：辣椒、咖喱、芥末等辛辣刺激性食物、调味品，会促进胆囊收缩，使胆道括约肌紧张，造成胆汁流出不畅，诱发胆囊炎的急性发作。因此，平时要尽量少吃辛辣、刺激性的食物。

（6）过酸食物要少吃：酸性食物可刺激十二指肠，使其分泌胆囊收缩素，引起胆囊收缩，导致胆绞痛急性发作。既往已有胆囊炎病史的患者应少吃葡萄、杨梅、酸枣、山楂、醋及其他过酸食物。

（7）每日饮水不能少：正常人每天饮水量是1500～2000mL（7～8杯），大量的水分可以稀释胆汁。所以，建议上班族少喝浓咖啡、浓茶和含糖饮料，日常饮水以白开水为佳，有条件的话适当吃一些米汤、稀粥、豆浆、藕粉等清淡的饮品，以降低胆汁的黏滞度，促进胆汁分泌和排泄。

20 慢性肝病的患者适合什么样的药粥调理

（1）肝胆气郁：常表现为右胁胀痛或隐痛，走窜不定，或引及右侧肩背，胸闷喜太息，每因情志波动或饮食不当而诱发，舌红、苔薄白，脉弦。此类患者可以服用蜂蜜乌梅内金茶缓中止痛，制法是将鸡内金100g煮汤代水，冲泡30g乌梅肉，同时调入蜂蜜25g。或者制作佛手郁金粥疏肝解郁，制法是将佛手15g，郁金12g，粳米60g一起放入锅内，加清水适量，武火煮沸后，文火煮成粥后调味即可。

（2）肝胆血瘀：常表现为胁痛日久，部位固定，痛如针刺，按之痛甚，右胁下触痛或扪及痞块，舌紫暗，脉弦。此类患者可以取牛肉1000g切块，清水浸泡半小时后捞出，沥干水分。陈皮 30g 切丝，白萝卜 500g 切滚刀块。取清水在锅里烧开，放入牛肉，待牛肉煮沸后，去上层泡沫，继续煮到牛肉熟透，加入萝卜、陈皮，再用小火慢炖，萝卜煮烂后放入盐、味精，吃肉喝汤。此药膳可调气活血、滋补肝肾。

（3）肝胆湿热：常表现为往来寒热或高热，胁痛胁胀，胸闷，纳呆，恶心呕吐，周身发黄，小便短赤，大便秘结，舌红，苔黄腻，脉弦滑数。此类患者可以服用茵陈玉米须汤清热利湿，做法是将 30g 绵茵陈，30g 玉米须加清水适量，煎煮后取汁。或者食用玉米须炖蚌肉，将 50g 玉米须装入纱布袋，与 200g 左右蚌肉一起放入锅内，加适量水，文火煮至烂熟。此药膳具有利湿退黄、泄热通便的功效。

（4）肝胃不和：常表现为脘胁痞胀，食后为甚，纳呆，呕吐，恶心泛酸，嗳气，口黏，苔腻，脉弦滑。此类患者可以自制鸡内金粥健脾消食，将 5 ～ 6g 鸡内金用文火炒至黄褐色，研为细粉。先取 100g 粳米与适量白糖放入锅内，加水 800mL 左右，煮至粥将成时，放入鸡内金粉，煮沸即可。

21 肝病患者可以喝茶吗？哪些茶适合肝病患者

根据五行原理，肝属木，而水生木，我们还可以通过饮茶来护肝。提到喝茶，我们不得不提到菊花茶，菊花的功效不仅可以治肝还能养目，特别是在春季喝菊花茶，尤为有益。另外还可以用山楂片（生山楂晒干后）和菊花泡水喝，增加酸味，可以更好地入肝经，不加糖，加一两滴蜂蜜最好。除了饮用菊花茶之外，还可以用菊花茶熏洗眼睛，效果也是很好的。当我们用热水把菊花茶泡了之后，先别着急喝，用菊花茶冒出来的热气熏熏眼睛，之后再饮茶，这样就可以内外兼养，中医养生学中叫作内养气血，外养筋骨、肌肤、四肢。但是具体要用到哪一种菊花呢？杭菊以清目为长，黄菊主要有清热解毒的作用，所以用杭菊洗眼比较好。如果觉得无法养成这个习惯，也可以在早晨的时候用菊花水漱口，漱口以后，吃猴头菇，猴头菇具有抗癌作用，长期吃可以抑制肝炎的发生，有两颗就够了。除了猴头菇之外，银耳（白木耳）也是很好的养肝食物。白木耳和猴头菇可以一起炖汤服用，不仅可以饮

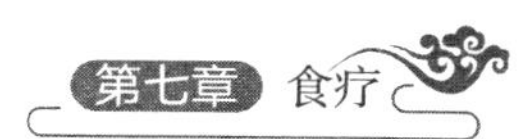

用，还可以拿出一部分来，放在手心里，揉期门、日月这两个穴位。晚上还可以用黑木耳炒菜或黑豆煮粥，或者把黑木耳、黑豆一起煎汤煮水，用其漱口，亦可当茶饮。

22 小黄疸的患者适合什么样的茶饮方

（1）茵陈茶：茵陈 12 ～ 15g，泡茶，可清热利湿退黄。据相关研究表明，茵陈能够保护肝细胞膜，防止肝细胞坏死，促进肝细胞再生及改善肝脏微循环，抑制葡萄糖醛酸酶活性，增强肝脏解毒功能。

（2）田基黄饮：鲜田基黄 30g 煎汤代水。具有清热解毒、舒肝利胆退黄的作用。

23 为什么肝硬化的患者不宜高蛋白饮食

由于高蛋白饮食可使肠道产氨增多而诱发肝性脑病，因此对于肝硬化后期患者，应反复向患者及家属进行饮食宣教，避免诱发肝性脑病。饮食调理是预防肝性脑病的重要环节，最重要的是控制蛋白摄入量。既往有肝病的人群建议日常饮食以米、面为主，限制蛋白质摄入量，减轻肝脏负担，以植物性蛋白质为主，如黄豆、花生及豆制品等含植物性蛋白类食物。

24 肝硬化患者可以吃保健品吗

肝硬化患者恢复期不宜过早服用保健品，因为很多物质要经过肝脏代谢，会加重肝脏的负担，引起肝功能异常，促使病情复发。进补必须征求医生的意见，一般来说灵芝和冬虫夏草有助于提高肝炎后肝硬化患者的免疫功能，对病情恢复有利。也可以按照不同体质选用不同药物进行补养，也可选择膏方进补。

25 慢性乙肝患者可以吃膏方调养吗

慢性乙肝一般分为病情活动期和稳定期。前者多见肝功能异常，可伴明显临床症状，此时应以中药辨证施治为主进行治疗，但不适合使用膏方。对于经过治疗，肝功能稳定 2 年以上的患者，临床无不适主诉，或伴有乏力、肝区不适、纳差、睡眠不好等症状者，王育群教授根据自己多年临床实践认为，在相对稳定期，运用传统膏方对慢性乙型肝炎患者进行调治，往往能够起到事半功倍的效果。

根据乙癸同源的原理，肝病日久而肝肾两虚、精血不足的病因病机，除了以补益肝肾、疏肝健脾为膏方的基本调治大法外，同时还应根据乙型肝炎患者多有因病程缠绵而见瘀阻脉络，或因余邪未除而兼有湿热内蕴之症者，酌加活血化瘀、清热利湿之品。补益肝肾可选枸杞子、生地黄、熟地黄、何首乌、桑寄生、川续断、怀牛膝、菟丝子、玉竹、仙鹤草、酸枣仁、金樱子、补骨脂、炙鳖甲、杜仲、菊花、桑椹、蒺藜、淫羊藿、冬虫夏草等药。疏肝健脾可选用柴胡、郁金、白术、白芍、山茱萸、莲子、扁豆衣、补骨脂等药。兼肝脉瘀阻者可酌加丹参、穿山甲、赤芍药、青黛等。同时，适量加用清热解毒之品，如垂盆草、鸡骨草、白花蛇舌草等以标本兼治，可起到调整人体免疫功能，改善微循环，抑制胶原纤维增生，促进肝脏的修复与肝细胞的再生的作用，并有延年益寿的功效。

26 自身免疫性肝炎患者该如何饮食调养

自身免疫性肝炎患者饮食上应禁忌酒，羊肉、狗肉等热性食物以及生冷硬食品，控制食量到 70% ～ 80%，可多吃新鲜蔬菜、淡水鱼。病情稳定后每天可进食高蛋白、适量碳水化合物和脂肪，如鲜鱼、肝、瘦肉、蛋、奶、豆腐及制品。主食粥、面片，少食多餐，三餐之间加点心、蛋糕、饼干、藕粉、麦乳精，以补充热能。充足的水分和维生素，每日保证维生素 C 及水的摄入量，以利小便，促进有害物的代谢。多食果汁、蔬菜汁，补充维生素、无机盐。如胀气，可暂时少喝牛奶、豆浆及少吃产气类食物如山芋、白薯等。糖不宜过量，因其会助湿，过多的糖会转化成脂肪沉积在肝脏，易引起肥胖。自身免疫性肝炎患者忌食油腻、煎炸、辛辣及发物。合理加工烹调，可减少营养素的损失破坏，提高食物的色、香、味，促进食欲，保证易于消化吸收。

27 肝源性糖尿病患者该如何饮食调养

（1）饮食控制：对于肝源性糖尿病而言，也与其他类型糖尿病一样，饮食控制是基础环节，合理荤素搭配，注意忌口。饮食原则是：低糖、足量蛋白质、少量脂肪。肝源性糖尿病患者每天主粮不多于250g，如食用后仍有饥饿感，可加用高纤维的蔬菜量，如芹菜、菠菜。蛋白质食品摄入以鸡蛋白、牛奶、瘦肉、河鱼为主，摄入量为1g/(kg·d)，脂肪的摄入量为0.6～1g/(kg·d)。发病时可食用的水果有：黄瓜、番茄、胡柚。忌食食品：冰激凌、甜点、油炸食品、蜜饯零食、动物内脏、肥肉等。忌食葱、姜、蒜等辛辣刺激之品。

（2）戒烟忌酒忌糖忌粥：烟酒属辛温发散之品，久服常伤及阴液，加重患者口渴的症状，酒精本身对肝脏的损害也是极大的，因此肝源性糖尿病患者应该戒烟忌酒。粥也是不合适吃的食物，谷物熬粥以后糖分含量很高。

28 如何预防肝吸虫病

人患该病主要是通过食入含华支睾吸虫囊蚴的生鱼虾而感染，所以为了防止华支睾吸虫感染，应不吃生的或不熟的淡水鱼、虾，防止误食囊蚴，把住“病从口入”关。此外，切过生鱼、虾的刀和盛过生鱼、虾的器皿必须洗干净，消毒后再用，以免再污染其他食物，使人感染此病。

加强粪便管理，防止虫卵入水。管理好猫、犬、猪等虫卵宿主，减少其传播机会是预防本病流行的重要措施之一。对猫、狗、猪等的粪便应加强管理，不使未经无害处理的粪便进入鱼塘，也不能将其存放在可能与食物有接触机会的地方。同时，要防止水源的污染。避免寄生虫感染，是疾病预防的关键。控制第一中间宿主：如鱼塘内螺分布的密度过高，可采用药物灭螺，以切断华支睾吸虫病的流行环节。

驱虫中药具有广谱的驱虫作用，如相关医籍记载苦楝根皮可治蛔虫、鞭虫、钩虫、蛲虫，预防血吸虫，槟榔可驱蛔虫、钩虫、姜片虫、绦虫、华支睾吸虫等。它们都有治疗肝吸虫病的作用，但药量宜适当加大使用。其中槟榔最好选用枣子槟榔，因其多未切片，其中驱虫的主要成分保存较好。有些药物容易霉变，如使君子与榧子，一旦发霉，即不宜用。

29 肝豆状核变性的患者该如何饮食调养

（1）低铜饮食：每日食物中含铜量不应＞1mg，忌食含铜量高的食物，包括麦片、葵花籽、干豆、芝麻、核桃、动物肝、肾及猪肉、龙虾、蟹、绿叶蔬菜（青菜、菠菜等）。宜多选用含铜量低的食品，如粗米、粗面、荞麦、南瓜、瓢儿菜、小米、玉米、高粱、牛奶、豇豆、土豆、白萝卜、胡萝卜、芥兰、荸荠、藕、芹菜、鲫鱼、鲢鱼、墨鱼、黄鱼、鳕鱼、青鱼、鳊鱼、鲈鱼、梭鱼、大马哈鱼、鳗鱼、带鱼、黄鳝、泥鳅等。其次，烹饪食物、煮水时应注意不使用铜制器皿。

（2）饥饱要适宜：忌饮食过饱、大吃大喝，以免加重肝脏、胃肠道负担。

（3）饮食宜清淡：宜进食低蛋白、低糖、低铜，清淡易消化的食物。日常饮食中可适当增加有机酸的摄入。因为有机酸与铜结合将生成不溶性化合物，延缓铜的吸收，同时也会加速铜的排泄。

30 有治疗肝胆蛔虫病的食物自疗方吗

（1）生丝瓜籽（黑色有效，白色无效）。剥壳取仁，空腹时放嘴中嚼烂，用温开水吞服。儿童每次服 30 粒，成人每次服 40 粒，每日 1 次。

（2）榧子 15g，去壳研末，空服温开水送服，连服 3 日。

（3）醋 50mL，一次性饮完。

（4）瘦猪肉糜 90g，使君子 9g。使君子去壳捣成泥，与肉糜搅匀，隔水蒸熟食之，一次性吃完。

（5）大葱 30g，菜油 15g。大葱洗净切段，热油爆炒，每日清晨空腹 1 次吃完，连用 7 天，食后 2 小时再进早餐。

（6）洋葱头 50g，菜油 30g。洋葱洗净切碎，热油爆炒，每日清晨空腹 1 次吃完，连用 7 天，食后 2 小时再进早餐。

（7）海带 100g，洗净切丝，加佐料食之。

（8）以生大蒜绞汁饮用数日，至虫体排除。

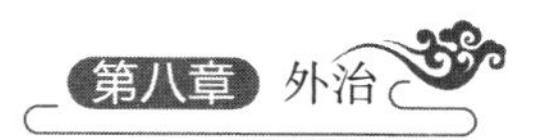

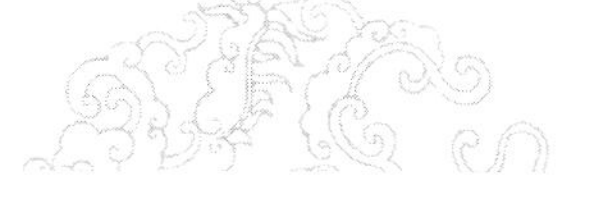

第八章 外　治

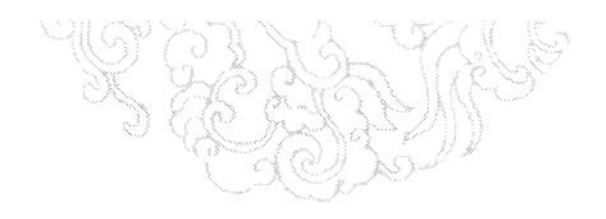

1 肝病患者宜按摩哪些穴位

（1）点神庭穴：镇静安神的神庭穴配肝俞、肾俞，可补益肝肾、滋阴明目。神庭穴在头部，当前发际正中直上 0.5 寸。闲暇的时候可以眼睛面向东方坐着，用中指点着神庭穴，闭着眼睛开始吸气、呼气，不要揉，抖动中指，把眼睁开，然后接着闭眼，同时转动眼球，分别向左右侧各转动一次，转完了之后睁开眼平视，目光凝聚，保持 30 秒左右。

（2）以胁肋部疼痛为主要症状的患者，可自行按摩肝俞（在背部，当第 9 胸椎棘突下，旁开 1.5 寸）、胆俞（在背部，当第 10 胸椎棘突下，旁开 1.5 寸）、肾俞（在背部，当第二腰椎棘突下，旁开 1.5 寸）、期门（在胸部，当乳头直下，第 6 肋间隙，前正中线旁开 4 寸）、足三里［在小腿前外侧，当犊鼻下 3 寸，距胫骨前缘一横指（中指）］、三阴交（在小腿内侧，当足内踝尖上 3 寸，胫骨内侧缘后方）。

（3）以腹胀大如鼓，下肢水肿为主要症状的患者，可自行按摩太白（在足内侧缘，当足大趾本节后下方赤白肉际凹陷处）、水分（于上腹部，前正中线上，当脐中上 1 寸）、足三里［在小腿前外侧，当犊鼻下 3 寸，距胫骨前缘一横指（中指）］、三阴交（在小腿内侧，当足内踝尖上 3 寸，胫骨内侧缘后方）。

（4）以身目黄染为主要症状的患者，可自行按摩内关（在前臂掌侧，当曲泽与大陵的连线上，腕横纹上 2 寸，掌长肌腱与桡侧腕屈肌腱之间）、足三里［在小腿前外侧，当犊鼻下3寸，距胫骨前缘一横指（中指）］、阳陵泉（在小腿外侧，当腓骨头前下方凹陷处）、中脘（在上腹部，前正中线上，当脐中上 4 寸）。中脘、水分用拇、食两指由左右向中间按压，其余穴位用拇、食两指由上而下按压，一面吐气一面强压 6 秒钟，每回压 5 次，每天压 5 回。

（5）以腹中积块，有胀闷或疼痛不适为主要表现的患者，可自行按摩三阴交、足三里、内关（仰掌，位于前臂正中，腕横纹上 2 寸）等。

2 急性胆囊炎发作时如何止痛

急性胆囊炎发作时疼痛异常，患者痛苦不堪。如果自己或者家中有人会针灸的，可以针刺双侧胆囊穴［在小腿外侧上部，当腓骨小头前下方凹陷处（阳陵泉）直下 2 寸］和阳陵泉穴（在小腿外侧，当腓骨头前下方凹陷处），1.5 寸毫针直刺，采用直刺快速进针约 1 寸左右，用捻转提插术泻法强刺激，留针 20 分钟。

3 平时可以做穴位敷贴疗法吗？如何制作

有文献记载，取柴胡、郁金、白术、茯苓、丹参、泽泻、川楝子、山楂、延胡索、白及、冰片、酒大黄共研细末，以蜂蜜调和。贴于双侧章门（在侧腹部，当第十一肋游离端的下方）、期门（在胸部，当乳头直下，第6肋间隙，前正中线旁开 4 寸）、京门（在侧腰部，章门后 1.8 寸，当第 12 肋骨游离端的下方）等肝胆经穴位，每日 1 次。长期坚持，对防治慢性病毒性肝炎有较好的疗效。

4 腹胀怎么办

肝硬化后期常常合并腹水，患者腹胀明显，可以外敷皮硝缓解症状。用皮硝 50g，清洁脐旁周围皮肤，将准备好的皮硝棉垫敷于脐两旁周围皮肤，胶布固定，将两层干毛巾放置上面，用腹带固定，松紧合适，敷贴 4 小时。

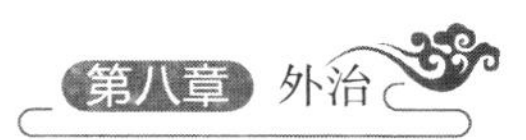

5 哪些推拿保健方法可以预防胆石症发作

（1）手指用力按压第七至第九胸椎背部压痛点，或者两侧胆囊穴（在小腿外侧上部，当腓骨小头前下方凹陷处直下 2 寸），持续 2 ～ 3 分钟。

（2）微微擦热两侧胁肋部，然后继续按揉两侧章门（侧腹部，当第十一肋游离端的下方）、期门（胸部，当乳头直下，第 6 肋间隙，前正中线旁开 4 寸），持续 1 分钟，以酸胀为度。

（3）推背部两侧膀胱经 6 分钟，然后按压胆俞（背部，当第 10 胸椎棘突下，旁开 1.5 寸）、肝俞（背部，当第 9 胸椎棘突下，旁开 1.5 寸）、膈俞（背部，当第 7 胸椎棘突下，旁开 1.5 寸）各 1 分钟，最后擦背部膀胱经，以透热为度。

6 肝胆蛔虫病的外治自疗法是什么

（1）花椒 15g，贯众 30g，苦楝根白皮 30g，加水熬成膏状后敷脐部，外用纱布固定，每日 1 次。

（2）梧桐树皮 60g，吴茱萸树皮 15g，共同捣烂后敷脐部，每日 1 次，每次敷的时间不能超过 2 小时，以免引起惊厥。

（3）白杨树皮、石蒜各 30g，共同捣成泥后敷脐部，每日 1 次，每次不超过 2 小时。

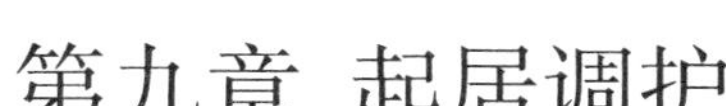

第九章 起居调护

1 为何熬夜伤肝

疲劳熬夜会增加糖原、蛋白质分解及乳酸的产生，加重肝脏的代谢负担，造成肝病复发。适当休息能减少机体体力的消耗，卧床休息更能增加肝脏的血流量，使肝脏得到更多的血液、氧气及营养的供给，促进肝细胞的康复。有研究表明，肝脏的血流量立位比卧位时减少40%，立位伴有运动时，肝血流量比卧位时减少80%～85%。肝血流量减少，可直接影响肝脏的营养及氧气的供给。对于慢性肝病患者经常熬夜，欢愉过度，持续疲劳，睡眠不足，会引起肝脏血流相对不足，导致抵抗力下降，使受损的肝细胞难于修复并加剧恶化。

慢性肝病患者一定要保持充足的睡眠，晚上11点以前一定要入睡，以保证肝脏的修复，同时每天睡眠时间至少维持在8小时以上且保证睡眠质量。第二天起床感觉很有精神，表示有好的睡眠质量，但如果入睡慢、睡中易醒、常多梦魇者，即使睡上10小时，精神仍难清爽，表示睡眠质量很差，就要进行相关的调试。

2 慢性肝病患者起居调养原则是什么

起居有常：生活要有规律，早睡早起，在疾病的稳定期可以适当地从事户外锻炼，并逐渐增大运动量，调动机体的主观能动性，保持人体气血流畅，以利驱邪外出。劳逸适度：过劳、过逸均可导致疾病的发生。过逸，则使人体气血不畅，肢体软弱，精神不振。适当的体育锻炼，可以使人体情绪舒畅，有利康复。过劳，特别是房劳过度，性生活不节，则最易耗伤肾精，损伤肝脏，造成肝肾不足。所以，在疾病的活动期和恢复期，应节制房事，以保精气。

3 为什么肝病患者夜晚 11 点以前要就寝

自古以来，一天中有 24 个小时，一年有 12 个月，属相是 12 个属相，时辰是 12 个时辰，节气是 24 个节气，这都是有道理的。因为每两个小时是一个时辰，每个时辰恰好是每个脏器工作的时间。

23 点～凌晨 1 点是胆工作的时间，属鼠。古人常说胆小如鼠是有道理的。胆管脑袋，胆生一阳如鼠小，最好不要晚于这个时间段睡觉。做事需要想，所以胆不好的人常常感觉嘴巴苦，胆汁应该向下走，想事时却向上走，造成脑子兴奋就失眠了。胆为什么热呀，肝胆相照，肝火大，胆就热，肝的反射是神经，所以叫神经衰弱。夜里面出现口干舌燥，晚上睡觉腿抽筋，这就是有病的症状。再抽的时候看看表，是不是这个时间抽呢？另外，西医验血为什么是早晨验？因为肝在晚上工作。

凌晨 1 点～凌晨 3 点是肝工作的时间，属牛。脾气不好肝火旺，是牛脾气。头疼如果把肝火降下来就不疼了。夜间深度睡眠中肝脏才能得到很好的修复，可以排毒。

4 慢性肝病患者可以与配偶同房吗

和谐的性生活对夫妻双方的情绪、健康都是有益的。但性生活又是一项消耗能量很大的全身运动。房事时，心跳加快，血压升高，呼吸急促，全身肌肉紧张，血液循环加速，能量消耗很大，在疾病活动期应该适当节制，过度的性生活势必影响肝脏供氧和加重肝脏负担。因此，夫妻一方患有肝炎时，性生活就得有所节制。尤其是肝炎早期，往往会加重病情。所以，在肝功能

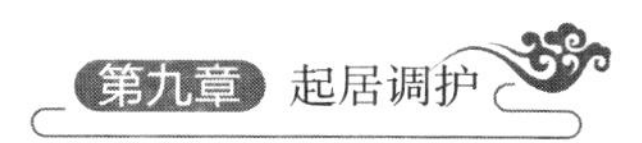

异常阶段，应停止性生活。在慢性肝炎的稳定期，适宜的性生活有助于疾病的康复和提高生活情趣，提升生活质量。但过度放纵性生活，就有可能引发肝炎复发和加重。当然，从防止疾病传播角度来讲，在肝炎患者精液或阴道分泌物中带有肝炎病毒（主要是乙型肝炎），如果配偶有乙肝，自己无乙肝保护性抗体的话最好接种下乙肝疫苗，或过性生活时，男方最好使用避孕套，以杜绝相互传染。

5 为什么说“肝病七分靠养”

俗话说“病是三分治七分养”，中医讲“肝为罢极之本”，意思是说，所有劳神费力的活动都会影响到肝脏，对于慢性肝病的患者需要养成良好的生活起居习惯，不宜过度劳累，注意劳逸结合。过度劳累会导致自身抵抗力下降，病毒易于复制活跃，人体的平衡状态容易被打破，诱导重症肝炎的发生。同时，每天晚 11 点到次日凌晨 3 点，正是气血流经肝胆经的时间。此时，肝胆处于养护状态。如果长期熬夜，不能保证这段时间的充足睡眠，那么肝胆失养，极易使慢性病情恶化，如果再加之感染、情绪、饮食的失调，就可能诱发重症肝炎的发作。

在养肝方面，中医有着独到的见解。首先，中医讲究情志养生。中医认为，人体的五脏对应五种情绪，分别是怒、喜、思、悲、恐。其中，肝脏对应的是“怒”，正所谓“怒伤肝”。因此，控制自己的情绪是平时所应该做的。听过这样一句话，叫作“心气常顺，百病自遁”。大概意思就是说心神如果很安静的话，百病就会自己跑了。因此，心神之安静是很重要的。《黄帝内经》就针对这个问题有过论述，例如“精神内守”，即如果一个人心情能保持平和安静，就不容易受到一些外界嘈杂问题的干扰，感情是如此，身体的五脏六腑也是如此。保持心情的安逸、心态的平静，是极为重要的，这也是养生学中的“内涵”问题。同时，突然怒火中烧或长期的精神抑郁都会导致肝脏气血失调，从而影响肝脏的疏泄功能。因此，情绪不舒畅时，需要找到一个正确的途径来宣泄心中的负面情绪，例如出去逛逛，做点自己喜欢的事情，或找个知心的朋友倾诉一下，切不可憋在心里，以致伤害肝脏。

6 中医为什么强调春季养肝

中医向来主张“不治已病治未病”，也就是说要通过调整生活方式来达到预防疾病发生，防止疾病进一步发展的目的。春季是肝病的高发季节，中医认为春季与肝有五行对应关系。因此，肝病患者在春季尤其要注意生活调养，包括身体和精神的调养，结合肝脏的生理特性，以减少肝病的复发，促进康复。

古人强调“春月少酸宜食甘”“禁吃热物”。意思是说在春天应当多食一些清淡甘甜、易消化的食物，禁食辛热酸辣之品。比如说瘦肉、鱼类、新鲜蔬菜、水果等富含蛋白质、维生素的食物，有利于肝细胞的代谢和修复。注意饮食卫生，少食油腻，忌酒，以便尽量减少肝脏不必要的负担。

7 心源性肝硬化患者生活中应该注意什么

（1）注意大便情况：避免大便干结，保持大便通畅，预防腹压增高诱发食管静脉曲张，破裂出血，同时还有利于肠道排毒，避免肝性脑病、腹腔感染等情况发生。同时还要注意观察大便颜色，若大便呈柏油样，则应考虑出现上消化道出血的可能，及时就诊。

（2）注意行为改变：患者出现性格突然改变、睡眠颠倒、计算能力降低、记忆力减退等情况，应怀疑出现肝性脑病，及时就诊。

（3）注意观察尿量：如果尿量明显减少，应及时就诊，警惕腹水、胸水的发生。

（4）适时加减衣服：平时多注意天气变化，及时增减衣物，预防感冒，以防感染加重病情。

（5）合理使用药物：避免应用肝毒性药物，以防发生肝衰竭。避免运用加重心脏负担的药物。

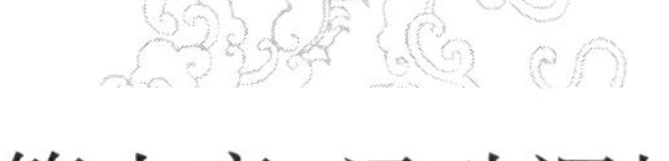

第十章 运动调护

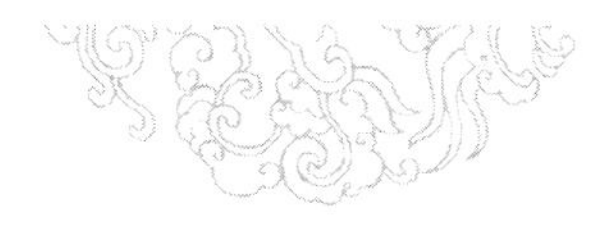

1 肝硬化患者可以运动吗？如何把握运动的强度

肝炎后肝硬化代偿功能减退，并发腹水或感染时应绝对卧床休息。因为中医认为肝藏血，静卧时肝脏的血供增加，可以减轻炎症的损伤，有利于肝脏自身的修复。在代偿期如果病情稳定，可做些轻松的工作或适当活动，进行有益的体育锻炼，如散步，做保健操，打太极拳等，不宜从事打球等高对抗运动，活动量以感觉不疲劳为度。

2 肝硬化患者可以工作吗

恢复期的患者不可过度疲劳，要保持充足的睡眠和休息时间。休息 1 ～ 2 个月后无不适，可以慢慢恢复到正常的工作和生活状态中，适度参加体育锻炼，同时禁烟禁酒。平时应该避免粗硬食物，如碎骨、带刺类、硬果类，防止食道和胃底静脉破裂出血。要保持大便通畅，如有便秘，可食用麻油、蜂蜜等，减少氨的积聚，防止肝昏迷。少食多餐，这样有利于肝脏休息，减轻肝脏负担。不宜多吃糖，虽然肝炎患者每日补充一定量的葡萄糖，有利于促进肝细胞的修复。但研究证实，过多的葡萄糖在体内可转变为磷酸丙糖，该物质在肝内合成低密度脂类物质，使血中甘油三酯等脂类物质增多，进而诱发心血管系统的器质性病变。再加上肝炎患者活动量较少，补糖过量，可致脂肪肝形成。

3 脂肪肝患者应该进行哪些运动？强度如何

中等强度有氧运动，运动强度相当于最大吸氧量 50% ～ 70%，或最大心率的 70% ～ 80%。由于运动的前 20 分钟能源利用来自糖，其后则为脂肪，所以需要保持一定的运动时间和运动量。WHO 提倡的简便 3、5、7 方案是：3000 米 /30 分钟、5 天 / 周、运动时的适宜心率为 170 —年龄。这对我们运动有指导意义，但必须是无基础疾病，有其他基础疾病如心脑血管疾病的患者，一定要在医生指导下运动。

对于肥胖患者，运动可以消耗掉体内多余的脂肪，坚持体育锻炼，能消耗体内热量，控制体重增长，辅助肝脏疾病治疗。特别是非酒精性脂肪性肝炎恢复期的患者，应该选择以锻炼全身体力和耐力为目标的全身性低强度动态运动，也就是通常所说的有氧运动，比如慢跑、中快速步行（115 ～ 125 步 / 分钟）、骑自行车、打羽毛球、踢毽子、跳绳和游泳等，这些运动有助于降脂减肥，可促进肝内脂肪消退。

4 肝炎发作时可以锻炼身体吗

中医学认为肝藏血，急性病毒性肝炎发病初起，特别是有黄疸的患者，应以卧床休息为主。因为静卧时肝脏的藏血量增加，可以减轻肝脏的损伤，有利于肝脏自身的修复。过度的劳累（包括体力劳动、脑力劳动及房劳等），会加重肝炎患者的病情，不利于疾病的康复。特别是黄疸高于正常值 10 倍以上的患者更要绝对卧床，避免劳累，包括暂时不能洗澡，但要做好个人卫生工作。

在恢复期的患者不可过度疲劳，休息两个月后如无不适可以慢慢恢复到正常的工作和生活状态，循序渐进地参加一定的体育锻炼，有助于气血流通，增强体质，必要的休息可以消除疲劳，恢复体力和脑力，有利于健康，所以要做到劳逸结合。运动量必须循序渐进，按个人体质以感觉不疲劳为度。另外，急性病毒性肝炎的患者应避免长时间看书、看电视、看电脑等，因为长

时间的用眼会增加肝脏的负担。

5 门脉高压症患者在日常生活中应注意什么

中医认为肝藏血，宜养肝血，避免劳累和过度活动，保证充分休息。因为静卧时肝脏的藏血量增加，可以减轻肝脏的损伤，有利于肝脏自身的修复。过度的劳累（包括体力劳动、脑力劳动及房劳等），会加重患者的病情，不利于疾病的康复。一旦出现头晕、心慌、出汗等症状，应卧床休息，逐步增加活动量。同时避免一些引起腹内压增高的因素，如咳嗽、打喷嚏、用力排便、提举重物等，以免诱发曲张静脉破裂出血。注意用软牙刷刷牙，避免牙龈出血，防止外伤。

6 什么是“养肝功法”

肝脏具有贮藏血液、调节血量的作用。中医认为，肝脏功能减弱，肝气不通，无法调节气血，就会引起全身血液运行失调，导致各种疾病的产生，这时可以练习“养肝功法”养肝护肝。在万物生长的春天，肝气也处于生发状态，这时如果经常练习一些养肝功法，不仅可以加强肝脏生理功能，促进血液循环，又有助于人们激发肝脏的生理功能，还能增加身体氧气的补给，通调经络，舒畅情志，这些都有助于人体的生长发育。下面我们就介绍一下具体做法。

早上起床后，面朝东方站立，双脚自然分开，与肩同宽，膝盖微微弯曲，保持头颈部笔直。同时保持上身挺直，挺胸收腹，闭上眼睛，双臂自然下垂，肘部弯曲，使上臂远离身体约 10cm，并且将双手倚靠在大腿两侧。全身放松，均匀地纳气吐气，睁开双眼，尽可能地望向远处。

全身站直，放松，闭上双眼，做深呼吸 2 分钟。然后慢慢开始调整自己的呼吸频率，呼气时收腹，人体重心缓慢向后移动，直至脚后跟接触地面，同时前脚掌微微抬起。在做这套动作时要注意吸气的时候用舌头顶住上颚，均匀呼吸。不能用嘴巴吸气呼气，要用鼻子吸气，用嘴巴呼气。

以上动作做完后，两手掌心向上，往上慢慢提升直到越过头顶，双手掌重叠，然后压在颈部，头部缓慢向右移动。与此同时，下巴向左前方伸出，上身也随之向右边倾斜，倾斜的时候保持呼吸均匀，身体侧向右边停住后，突然睁开双眼，用力呼吸，这时会感觉气道直冲丹田。左边也是这样，做和刚才一样的动作。

最后一步是开始恢复原来的状态，正常呼吸后，坚持用鼻子呼气吸气。同时轻闭双眼，稳定自身情绪，口中上下牙齿互相轻轻叩击 40 次左右，如果此时嘴巴里分泌出很多唾沫的话要用力吞咽。

7 肝源性糖尿病患者如何安排运动

对于肝源性糖尿病患者，适量的运动可增强患者对糖类合成偏低的耐受性，并减少对体内胰岛素的依赖，从而达到改善血糖水平，纠正血脂代谢紊乱。另外，适量的运动对于肥胖的患者也有很大的益处，我们建议的运动方式有：慢跑、快走、骑自行车、打太极拳等，运动时建议微微出汗，不宜大汗淋漓，心跳每分钟在 120 次为佳。但是，需要注意，患者在空腹时不宜运动，否则容易发生低血糖反应，严重者可导致休克。因此，把握运动的度非常重要。

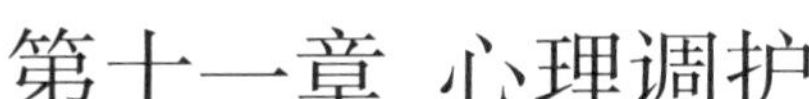

第十一章 心理调护

 肝硬化是不治之症吗

有的人患了肝硬化总是忧心忡忡，担心肝硬化会恶化或出现腹水等症，认为肝硬化是不治之症。其实，肝硬化是一种慢性病，只要认真应对，积极治疗，注意营养，绝大多数是可以逆转或是带病延年的。

（1）肝脏细胞有强大的再生功能：肝细胞在缺血状态下，受病毒感染后，或受酒精、药物及毒物等损害时，会大量破裂，出现肝功能异常。如果及时祛除病因或者为自限性疾病，结合一定的合理治疗，肝细胞可以再生，肝功能得到恢复。如果造成肝损伤的病因不能及时祛除或者肝细胞损伤坏死较重，则肝细胞的再生不能完全代偿，并发生细胞外间质的过度增生，发生肝纤维化乃至肝硬化。进展到肝硬化阶段，患者肝脏内部结构显著改变，纤维组织将肝细胞再生结节分割包绕成大小不等的圆形或椭圆形的肝细胞团，然而假小叶中的肝细胞还是保留基本的合成、分泌和解毒功能。因此，肝硬化的患者并非肝功能衰竭的患者。

（2）肝脏具有强大的代偿能力：人体有些器官如肾脏、心脏、大脑等的细胞一旦受损，就很难恢复。但肝脏不同，肝脏组织如果有一部分被切除，不久以后它还可以恢复原来的大小。有人做了一个有趣的实验，把老鼠的肝脏切除掉 75%，原以为它活不了，但在 3 周后竟然发现老鼠的肝脏又恢复到了原来的大小。人类的肝脏做过手术之后一般也只需要6个月的时间就能恢复。正是由于肝脏强大的代偿能力，当部分肝细胞被破坏的同时，剩余的正常细胞能通过代偿性增生、替代和补偿作用，以维持肝脏的正常活动及功能，呈现出很强的代偿性。

（3）肝纤维化可以逆转：通过针对原发病祛除致病因素，如抗乙型肝炎病毒治疗、抗丙型肝炎病毒治疗、抗血吸虫治疗、戒酒等。此外，针对肝纤维化本身的治疗，如通过抑制炎症或脂质过氧化，或者抑制肝星状细胞的增生活化，以及促进胶原降解等可以一定程度上逆转肝纤维化，减轻肝硬化程度，改善肝脏功能。

因此，对于肝硬化大可不必恐惧，只要正确认识疾病，积极治疗，对因治疗，辅以抗纤维化治疗，肝硬化并非不治之症。

2 慢性肝炎患者如何保持乐观心态

中医认为怒伤肝，恼怒时人体肾上腺素分泌会出现异常，从而影响到肝脏，使疾病迁延日久不愈，甚至可能会加重病情。忧思伤脾，而脾脏功能紊乱时也会影响到肝的正常功能，导致肝脾失调，使急性病毒性肝炎患者的症状加重，日久可能进展成慢性病毒性肝炎。因此，急性病毒性肝炎患者平时应保持乐观的心态，对自身的疾病有一个正确的认识，树立战胜疾病的信心，避免因为担心病情而思想负担过重。拥有积极的生活态度、宽广的胸怀、愉悦的心情，才更有助于疾病的早日康复。

3 为什么说调摄情志是慢性肝病治疗的重要环节

由于慢性肝病病程较长，患者疾病缠绵难愈，患者多有情志改变，表现为易怒、烦躁不安。另外，由于慢性病毒性肝炎病情容易反复，一定程度上就会使心理承受能力比较差的患者症状表现更为明显。临床中，因情志因素而导致疾病复发的例子屡见不鲜。可见，克服不良情绪，对诊治和康复有重要的意义。因此，患者必须首先做到收心养心，培养良好的修养。在思想上保持清静，排除杂念，少思寡欲，静心养病，减少疾病的复发机会，促使早日康复。

“既来之，则安之”，肝病已经发生，如果不能正确对待，终日忧郁，不但不利于疾病的康复，反而易使疾病加重。有研究表明，在人心境不佳、情绪低落时，免疫功能低下。所以，慢性肝病患者，特别是慢性病毒性肝炎患者，要面对现实，保持乐观、积极的情绪，树立战胜疾病的信心，对康复起决定性的作用。